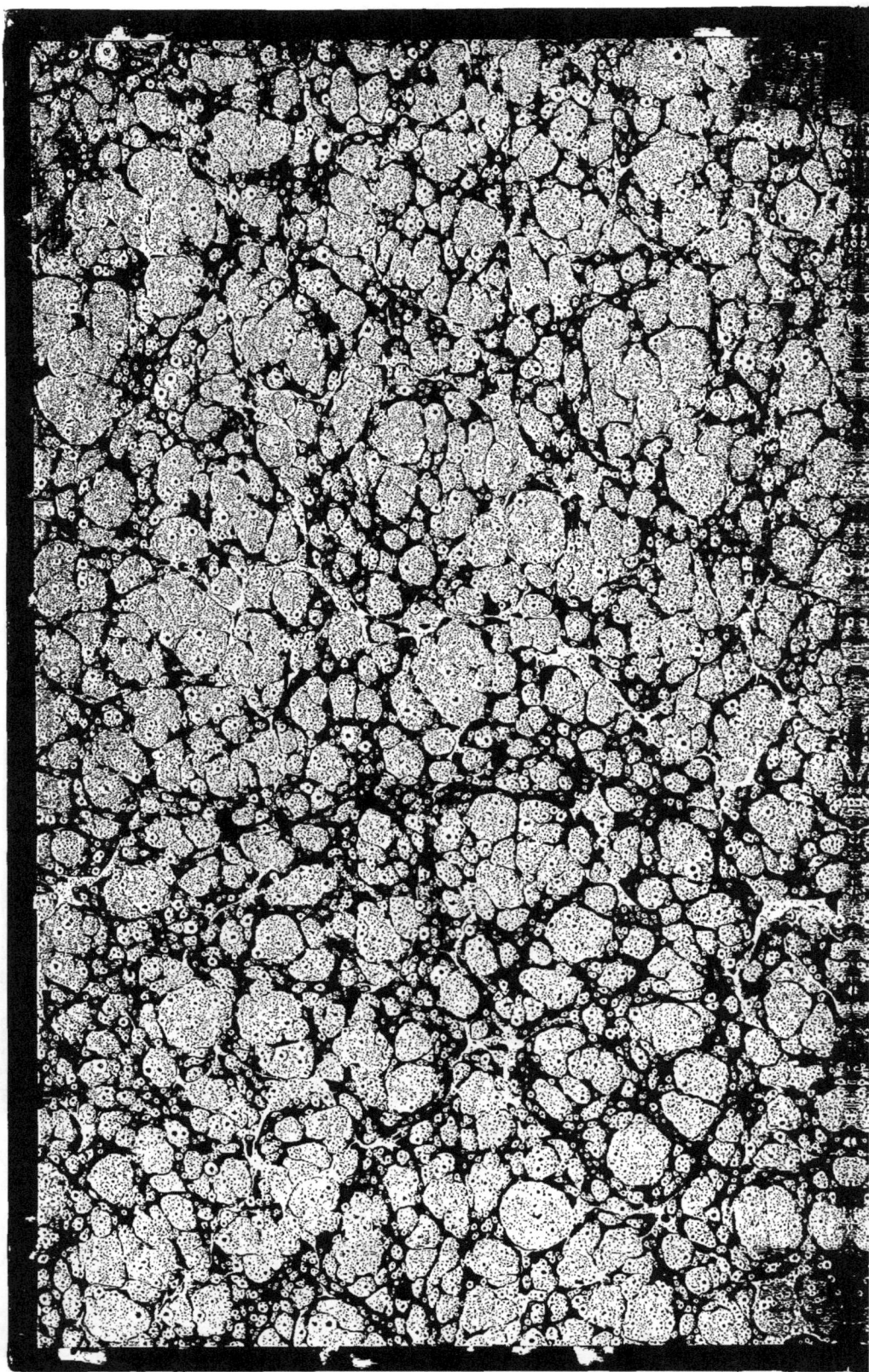

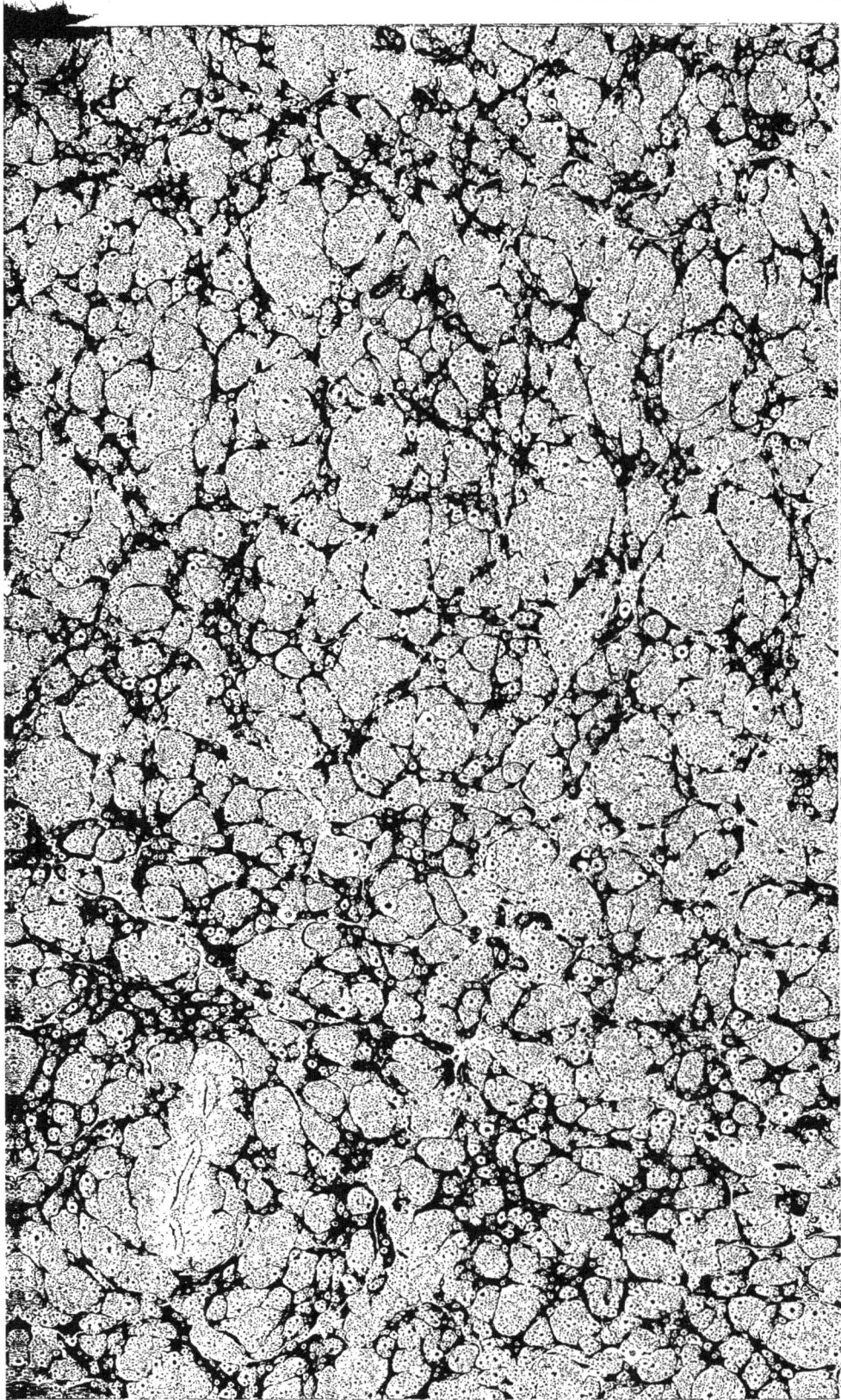

HYGIÈNE

PHYSIQUE ET MORALE DES PRISONS.

Ouvrages publiés par M. le Dr BONNET.

TRAITÉ DES FIÈVRES INTERMITTENTES,

1835, 1 vol. in-8°. Prix : 6 fr.

Cet ouvrage, auquel la presse médicale a fait l'accueil le plus flatteur, a été couronné par la Société de médecine-pratique de Paris ; une médaille d'or et le titre de correspondant furent accordés à l'auteur.

TRAITÉ COMPLET, THÉORIQUE ET PRATIQUE,

DES MALADIES DU FOIE,

2e édit., revue et considérablement augmentée, 1841.
1 vol. in-8°. Prix : 6 fr.

Cet ouvrage, ayant été envoyé au concours que la Société médicale d'émulation de Paris avait ouvert, fut honorablement distingué par cette Société, qui décerna à son auteur une médaille d'or et le titre de correspondant.

CONSIDÉRATIONS MÉDICO-LÉGALES

sur la

MONOMANIE HOMICIDE,

2e édit, 1840. In-8°. Prix : 1 fr. 50 c.

Ces trois ouvrages se trouvent chez le même libraire.

Versailles. — Imprimerie de DESPART, rue Satory, 28.

HYGIÈNE

PHYSIQUE ET MORALE

DES PRISONS

ou

DE L'INFLUENCE QUE LES SYSTÈMES PÉNITENTIAIRES EXERCENT

sur

LE PHYSIQUE ET LE MORAL DES PRISONNIERS,

ET DES MODIFICATIONS QU'IL Y AURAIT A APPORTER AU RÉGIME ACTUEL
DE NOS PRISONS;

PAR AUG. BONNET, D. M. P.,

Chevalier de la Légion-d'Honneur, professeur de Pathologie interne
l'École de Médecine de Bordeaux, membre et ex-président
de la Société de Médecine de la même ville; membre
correspondant de la Société médicale d'émulation,
de la Société de Médecine pratique et de la
Société médico - pratique de Paris, etc.

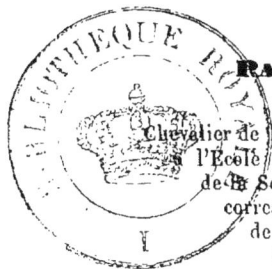

PARIS,

JUST ROUVIER, LIBRAIRE-ÉDITEUR,

8, RUE DU PAON (ÉCOLE DE MÉDECINE).

—

1847

HYGIÈNE

PHYSIQUE ET MORALE

DES PRISONS.

PREMIÈRE PARTIE.

DE L'INFLUENCE QUE LE SYSTÈME DE PENSYLVANIE EXERCE SUR LE PHYSIQUE ET LE MORAL

DES PRISONNIERS.

Au moment où les Chambres vont être appelées de nouveau à l'œuvre de la réforme des prisons, il m'a paru convenable de publier le fruit de mes recherches et de mes méditations sur les systèmes pénitentiaires. J'ai pensé qu'on me saurait gré d'avoir étudié une question qui touche aux intérêts les plus chers de la société, et qui, mal comprise comme elle l'a été jusqu'ici, finirait peut-être par les cruellement froisser. Dans le cas actuel, d'ailleurs, il y a devoir en quelque sorte de profiter de la discussion dont l'emprisonnement individuel a été l'objet à la Chambre des députés, et de ne pas laisser passer inaperçus les documents nombreux qu'elle nous a procurés.

Naguère nous n'avions, pour apprécier les avantages et les inconvénients du mode de réclusion que le gouvernement propose d'adopter, que des statistiques venues des États-Unis d'Amérique, et qu'on a les plus fortes raisons de taxer de partialité. Aujourd'hui, au contraire, nous sommes riches des résultats que le régime cellulaire a produits en Angleterre, en Suisse, surtout dans notre pays ; et c'est précisément parce que nous connaissons ces résultats, que je me crois en droit d'établir que le projet de loi sur les prisons ne réunit pas les conditions essentielles d'une bonne réforme pénitentiaire.

La difficulté, en effet, n'était pas d'isoler les détenus et de les empêcher de communiquer entre eux, mais de trouver un moyen qui, tout en s'opposant à leur promiscuité, n'eût pas d'effet fâcheux pour leur santé, et pût concourir d'une manière efficace à les rendre meilleurs.

Or, c'est ce qui n'a pas été obtenu encore ; car, outre que les systèmes pénitentiaires, sans exception, exercent une influence nuisible sur l'esprit et le corps des prisonniers, il n'en est aucun qui atteigne le but de moralisation qu'on leur prête.

Il y a loin de là, sans doute, à ce que les partisans de l'isolement publient sur ses bienfaits, la nécessité d'en multiplier les essais ; mais ce que j'avance, j'espère le prouver, et c'est pour faciliter l'intelligence des considérations auxquelles je vais me livrer, que je commencerai par rappeler que les systèmes pénitentiaires expérimentés jusqu'à présent sont au nombre de trois : le CONFINEMENT SOLITARY, *le système d'Auburn et le système de Pensylvanie.*

Le premier consiste dans l'emprisonnement solitaire de jour et de nuit, sans travail, sans relations aucunes, au milieu d'un isolement absolu ;

Le second, dans l'emprisonnement solitaire pendant la nuit, joint au travail en commun pendant le jour, sous la séparation morale du silence ;

Le troisième, dans l'emprisonnement solitaire de jour et de nuit, avec travail régulier et rapports quotidiens du détenu avec ceux qui deviennent ses supérieurs (médecin, directeur, aumônier, surveillants, etc.).

Le premier essai du *confinement solitary* fut fait à Auburn (état de New-York), en 1821 ; on l'introduisit successivement ensuite dans les prisons du Maryland, du Maine, de la Virginie et de New-Jersey ; partout il eut les résultats les plus désastreux. A Auburn, sur quatre-vingts détenus, plusieurs moururent, beaucoup perdirent la raison ; les autres étaient si hâves, si décharnés, si évidemment menacés d'une fin prochaine, que les magistrats effrayés, repentants peut-être d'avoir autorisé l'application d'un régime si barbare et si meurtrier, leur firent sur-le-champ la remise du restant de la peine qu'ils avaient à subir.

Les effets déplorables de ce système durent naturellement porter à lui en substituer un qui fût à la fois plus doux et aussi capable de parer aux inconvénients de la réclusion collective. Ce fut alors qu'à Auburn même on mit en pratique celui qu'on y suit maintenant, c'est-à-dire l'emprisonnement solitaire pendant la nuit, avec travail en commun pendant le jour, sous la séparation morale du silence. Ce régime séduisit dès l'abord ; il parut généralement réunir toutes les conditions de répression et de moralisation que réclame la société. Aussi ne tarda-t-il pas à être établi : en Amérique, à Sing-Sing (New-York), à Baltimore (Kentucky), à Boston (Massachussetts), à Columbus (Ohio), à Thomaston (Maine), à Francfort (Kentucky), à Nashville (Tenessee), à Bâton-Rouge (Louisiane), à Washington (district de Columbia), à Wethersfield (Connecticut) ; en Europe, à

Berne, à Saint-Gall, à Lausanne, à Genève, et dans quelques maisons de détention françaises où il est imparfaitement suivi.

Néanmoins, et presque dans le même temps, il y eut des villes où l'on pensa qu'il suffisait de modifier le *confinement solitary*, et qu'en ajoutant à l'isolement de jour et de nuit le travail et l'avantage de communiquer avec les employés de la prison, on atteindrait plus sûrement le but désiré que par le système du silence. C'est ce régime, qui est suivi à Cherry-Hill et à Pittsburg (Pensylvanie) [1], qu'on cherche à introduire en France, et qui est en ce moment observé à Bordeaux.

Dans l'état actuel des choses, par conséquent, on ne serait divisé, au sujet de la réforme des prisons, que sur la préférence à donner, soit au système d'Auburn, soit au système de Pensylvanie, et encore, comme les économistes envoyés de Paris en Amérique se sont hautement prononcés pour celui-ci et que le gouvernement l'a exclusivement adopté, il en résulte que la question pour nous se réduit en quelque sorte à savoir si l'isolement avec travail n'exerce pas d'influence pernicieuse sur l'organisme, et s'il jouit en réalité des avantages moraux qu'on lui attribue : or, c'est sur ces deux points que je me propose d'insister.

Une première chose que je ferai observer concernant le système pensylvanien, c'est qu'il ne diffère du *confinement solitary* que par le travail, les rapports journa-

[1] *Cherry-Hill* et *Pittsburg* sont deux prisons de Philadelphie. La première est la plus importante, et c'est probablement à cause de cela que les inspecteurs américains, de même que les commissaires du gouvernement français, ne se sont, pour ainsi dire, occupés que d'elle. On la désigne ordinairement dans le pays sous le nom de pénitencier de l'Est (*the eastern penitentiary*).

liers des détenus avec les employés de la prison, et que ces deux correctifs sont loin de le dépouiller de tous les inconvénients qui se rattachent à l'isolement absolu.

Pour ce qui est, en effet, des travaux auxquels on a la faculté de se livrer dans une cellule étroite, souvent assez obscure, ils sont nécessairement de nature sédentaire, n'exercent que peu ou point le corps, et partant ne le prémunissent pas suffisamment contre les causes débilitantes qui réagissent sur lui.

A Cherry-Hill, où les cellules du rez-de-chaussée s'ouvrent chacune dans une cour, et où celles du premier étage sont, ou plus vastes, ou doublées, les détenus peuvent s'occuper de menuiserie, d'ébénisterie, de serrurerie, etc. ; mais dans les pénitenciers tels que celui de Bordeaux, il n'y a de possible que le filage, le tricotage, le tissage, la cordonnerie, la couture, etc. Ces professions, dans la vie privée, finissent par nuire à la santé lorsqu'on s'y adonne exclusivement d'un bout de la journée à l'autre, et surtout qu'on habite des appartements bas, humides et mal espacés. A plus forte raison en sera-t-il ainsi dans les établissements où les prisonniers, n'ayant pour perspective que les quatre murs qui les renferment, et tourmentés par les remords, l'ennui, l'impossibilité de se soustraire à une longue détention, sont naturellement portés à la tristesse et au découragement. On a dit que la solitude stimulait singulièrement l'intelligence, et lui permettait de prendre une activité et un développement qu'on n'aurait pas même soupçonnés. Cela s'est vu quelquefois, à la suite de la solitude volontaire et dans les lieux salubres ; mais de l'isolement forcé, jamais. Nous attendons du moins qu'on en cite des exemples.

D'un autre côté, on ne naît ni tailleur, ni fileur, ni cordonnier, et les détenus qui n'ont pas de profession de cette nature, ou si l'on aime mieux, d'état sédentaire, auront besoin qu'on leur en enseigne un. Le fera-t-on? on le dit; quant à moi, j'en doute fort, et je me fonde sur la difficulté même de la chose. Un métier ne s'apprend pas dans une heure, un jour, une semaine; il faut souvent plusieurs mois, des années entières. On serait tenu d'ailleurs d'avoir pour cela des maîtres: ces maîtres voudraient être rétribués, et le gouvernement reculerait probablement devant la dépense qu'une pareille mesure nécessiterait. Il en sera, sous ce rapport, des pénitenciers français comme de celui de Cherry-Hill, où les détenus qui n'ont pas d'état ont à se créer, seuls, sans l'intermédiaire de personne, une occupation quelconque.

Ces réflexions, qui furent communiquées aux Chambres en 1844, n'étaient pas connues sans doute de M. Lelut, lorsqu'il composa le rapport qu'il a lu à l'Académie des sciences morales et politiques et dont il vient de publier les conclusions dans la *Gazette médicale,* car il est plus que probable qu'il aurait senti la nécessité de ne pas les laisser passer inaperçues et de chercher à en diminuer la portée. .

Toutefois, comme il n'a pas craint d'affirmer à messieurs ses collègues : — que le travail en cellule peut être très-varié, qu'il est facile d'en fournir à tous les détenus, que dans les pénitenciers de Montpellier, de Bordeaux, de Tours, le travail, *organisé sur une grande échelle, anime toutes les cellules, et donne lieu à des produits remarquables en même temps qu'à des résultats importants pour le budget de la prison ;* je lui ferai observer qu'il a été on ne peut plus mal renseigné sur ces divers points au sujet de notre maison de détention.

Si M. Lelut, en effet, au lieu de se borner à interroger les employés de l'établissement, avait consulté les comptes rendus des séances des sessions du conseil général de la Gironde, il aurait vu :

Qu'en 1844, M. le préfet exposait au conseil : « que l'apprentissage est pour ainsi dire impossible pour le plus grand nombre, car c'est aussi le plus grand nombre des détenus qui n'ont pas de profession susceptible d'être exercée dans une cellule. »

Qu'en 1845, le préfet et la commission du conseil, chargés de ce qui a trait à la prison, exprimaient le regret : « qu'il ne fût pas toujours possible de procurer de l'ouvrage aux prisonniers. »

Qu'en 1846, on n'était pas plus avancé, et que le produit du travail avait été jusque-là si insignifiant, que l'idée n'était encore venue à personne de s'en étayer.

Voilà la vérité pour le pénitencier de Bordeaux, relativement aux professions et aux résultats pécuniaires qu'on en obtient. Pour ce qui est des prisons de Montpellier et de Tours, je ne suis pas en mesure de me prononcer à leur égard, mais tout me porte à croire que l'organisation du travail y a rencontré les mêmes obstacles, j'oserai dire les mêmes impossibilités.

Si les travaux manuels ne sont qu'un moyen précaire de neutraliser l'influence nuisible que l'isolement exerce sur l'économie, les rapports des détenus avec leurs supérieurs sont tout aussi illusoires.

Le projet de loi a beau nous dire que le médecin et l'instituteur devront visiter une fois par semaine cha-

que prisonnier, cela sera matériellement impossible,
et voici pourquoi :

Les pénitenciers, à l'avenir, contiendront cinq cents
détenus. Le moins qu'on pourra faire en visitant ces
derniers, sera de passer avec eux cinq minutes. Or, cinq
minutes multipliées par cinq cents, font deux mille
cinq cents minutes, et deux mille cinq cents minutes,
quarante-une heures quarante secondes. Mais, dira-t-on,
le projet de loi n'exige pas que tous les prisonniers soient
vus dans la même journée; il entend simplement que chacun d'eux recevra une fois par semaine la visite du médecin et de l'instituteur. Eh bien! dans cette hypothèse, il
y aurait encore une matérielle impossibilité, car, pour
que les employés dont il s'agit pussent voir individuelle-
ment cinq cents prisonniers dans le courant de la semaine,
il faudrait qu'ils en visitassent une portion chaque jour,
et cette portion ne saurait être moindre de quatre-vingt-
trois ou quatre-vingt-quatre. Or, quatre-vingt-quatre,
multipliés par cinq minutes, font quatre cent vingt
minutes, et quatre cent vingt minutes, sept heures.
Leurs visites, par conséquent, prendraient quatorze
heures de la journée, et si l'aumônier venait, lui aussi,
à vouloir s'entretenir avec ses ouailles, il en résulterait
que sur vingt-quatre heures, il y en aurait vingt-une
de régulièrement consacrées à cette seule besogne. On
pourrait m'objecter, il est vrai, que si ces employés
visitaient en même temps chacun une série de prisonniers, l'accomplissement de leur tâche ne nécessiterait en tout que sept heures; mais ici la chose, pour
être possible, ne serait guère plus réalisable, car il
n'est pas à présumer qu'on trouvât un médecin, un
instituteur et un aumônier qui eussent assez de loi-

sirs pour accorder sept heures par jour aux hôtes du pénitencier.

En admettant donc que les principaux employés de la prison fussent libres de disposer de toutes les heures de la journée, il leur serait impossible de visiter chaque détenu une fois par semaine ; à plus forte raison ne le pourront-ils pas, s'il n'y a, comme le porte le projet de loi, que deux heures par jour de réservées, non-seulement pour leurs propres visites, mais encore pour celles des personnes charitables, des sociétés de patronnage et des parents, y compris l'instruction scolaire, morale et religieuse, l'exercice du culte, les lectures, les promenades. Et puis, que veut-on que produise un entretien de quatre ou cinq minutes par jour ? A qui fera-t-on croire que quelques paroles banales et jetées au hasard suffiront pour consoler et améliorer un criminel ? Il n'en sera rien assurément, et en définitive ce moyen de distraction et de moralisation dont on fait tant de bruit, m'a tout l'air d'une déception, mise en avant pour diminuer ou soustraire aux yeux du public ce que le régime cellulaire a en réalité de cruel et de pénible à supporter [1].

Le travail et le rapport des détenus avec leurs supérieurs sont loin, comme on voit, d'ôter à l'isolement absolu les inconvénients qu'on lui a reprochés, et qui le firent rejeter dès le principe ; ils le rendent un peu moins dangereux : voilà tout.

[1] Je suis ici, de même que pour le travail, en désaccord complet avec M. Lelut, car il parle des visites, de l'enseignement religieux et de l'instruction primaire, comme si tout cela était d'une exécution facile et n'offrait plus matière à discussion. Mais les chiffres que je viens de produire amèneront probablement chez lui le besoin de les réfuter, et il serait curieux vraiment de voir comment il s'y prendra pour infirmer les conclusions rigoureuses que j'en ai déduites.

Ainsi donc, au lieu de s'en laisser imposer par les éloges qu'on prodigue au système de Pensylvanie, il ne faut pas perdre de vue qu'il n'est qu'*une simple modification du confinement solitary*, et qu'il n'y a entre eux d'autre différence que celle du degré.

Il ne faut pas perdre de vue non plus que les partisans de ce système ne s'étayent, en quelque sorte, que des résultats qu'il aurait fournis à Cherry-Hill, et qui se trouvent consignés dans les rapports que le docteur Franklin Bache et les inspecteurs des pénitentiers américains adressèrent au sénat des États-Unis en 1857 et en 1858. Indépendamment, en effet, que ces rapports avaient pour but de faire prévaloir la règle de Philadelphie sur celle d'Auburn, et qu'il faut n'accueillir qu'avec beaucoup de réserve les publications qui ont été rédigées sous l'influence d'une idée préconçue, tout y porte l'empreinte d'une exagération si grande, qu'on se sent, malgré soi, enclin à en suspecter la véracité.

Pour donner une idée, au reste, du degré de confiance que méritent les rapports en question, il suffira de dire qu'ils nous présentent le régime cellulaire comme exerçant une influence si favorable sur l'organisme, que plusieurs détenus entrés malades à Cherry-Hill, s'y seraient promptement rétablis; que d'autres y auraient recouvré la raison, et que tous s'y trouvaient bien de la solitude, ou la supportaient, sinon sans peine, du moins avec facilité. On y voit aussi que la mortalité dans ce pénitencier n'est que de 2 1/2 pour cent, que les rares cas de folie qui s'y sont développés dépendaient de causes étrangères à l'isolement, et que la réclusion cellulaire influe si peu sur la santé, que parmi les sujets les mieux portants figuraient ceux qui étaient depuis longtemps en prison.

Eh bien ! pendant que MM. les inspecteurs et M. le docteur Bache affirmaient toutes ces belles choses officiellement, celui-ci était obligé de convenir, dans son journal, d'une part : que l'emprisonnement individuel dispose à la folie, et qu'on rencontre généralement plus d'aliénés dans les pénitenciers que dans les anciennes prisons ; de l'autre, qu'il se développe de nombreuses maladies à Cherry-Hill, et que ces maladies sont : au printemps, des fièvres intermittentes ; en été, des diarrhées ; en hiver des catarrhes, des rhumatismes, et dans toutes les saisons, des scrofules, des dyspepsies, des affections de poitrine, compliquées pour la plupart de dérangement d'estomac et d'entrailles.

Il avance encore que quelques détenus avaient tellement souffert du froid dans leurs cellules, qu'ils auraient eu les mains gelées.

Ce n'est pas tout, des relevés pris sur les registres mêmes de l'établissement ont procuré la certitude qu'au lieu de quelques cas de folie, dont parlent M. Bache et les inspecteurs, il y en aurait eu 106 depuis 1829 jusqu'en 1841, et, pour qu'on ne puisse pas les révoquer en doute, voici l'ordre dans lequel ils se sont développés :

Depuis le mois d'octobre 1829, époque de l'ouverture du pénitencier, jusqu'à la fin de 1836. . . . . } 16 cas de folie.

1837.	. . . .	14	sur	386 détenus.
1838.	. . . .	18	—	587 —
1839.	. . . .	26	—	427 —
1840.	. . . .	21	—	434 —
1841.	. . . .	11	—	—

106

J'ajouterai, à l'appui de ces réflexions, que M. Charles

Dickens, qui a visité tout récemment le pénitencier de Philadelphie, en fait une peinture qui ne ressemble en rien à celle que nous en ont tracée les commissaires du gouvernement. Il y a bien rencontré ce nègre qui répond, quand on lui demande lequel vaut mieux du pénitencier ou de l'ancienne prison : *C'est comme si vous me demandiez si le soleil ressemble à la lune.* Mais à côté de cet hypocrite ou de cet homme exceptionnel, il n'a vu que des malheureux dont l'état déposait hautement contre le genre de détention qui leur était infligé.

M. Dickens, il est vrai, n'a pas de caractère officiel, il n'est pas renommé entre les économistes et les *philantropes* de l'époque, mais, en revanche, son jugement n'a pu être faussé par aucun intérêt d'amour-propre, de système ou de position, et cette circonstance, à mon avis, est une raison puissante de croire à ce qu'il nous raconte du pénitencier de Philadelphie. D'un autre côté, on aurait tort de se figurer que l'auteur de *Pickwick-Club* et de *la boutique de bric-à-brac,* comme l'a désigné ironiquement M. Gustave de Beaumont, à la Chambre des députés, le 25 avril 1844, soit un homme sans consistance et sans valeur dans son pays. L'Angleterre s'enorgueillit de ses productions; chacun à Londres rend justice à ses nobles qualités. Quant au fragment de ses œuvres, que le *Magasin Pittoresque* a reproduit et qui est intitulé : *Une visite dans un pénitentiaire américain,* je ne connais rien de plus touchant et qui aille plus à l'âme que ce petit opuscule. Tout y porte d'ailleurs le cachet de la candeur, de la sincérité, et ce n'est pas aller trop loin que d'avancer qu'on n'a nulle part tracé une peinture plus exacte des effets de la réclusion cellulaire.

Ces effets, quoi qu'on en dise, ne sont pas tels qu'on se plaît à nous les présenter : l'état déplorable de nos prisons, la démoralisation qui y règne, l'horrible propagande qu'on y prêche, ont dû nécessairement inspirer le désir de les réformer. Mais dans l'ardeur qu'on a mise à trouver un moyen d'y parvenir, on n'a songé qu'à une chose : le besoin de remédier aux dangers de la promiscuité. Les hommes même du plus haut mérite ont cédé à l'entraînement général, et n'ont presque pas tenu compte de l'influence fâcheuse que l'isolement exerce sur le physique et le moral des détenus.

L'expérience a prouvé depuis longtemps que les individus renfermés, soit dans des cachots obscurs, soit dans des lieux humides, mal aérés, et où la lumière ne pénètre qu'avec difficulté, y deviennent constamment pâles, faibles et languissants ; ils s'étiolent comme les plantes privées de l'action vivifiante des rayons solaires. Au fur et à mesure que leur détention se prolonge, la décoloration de la peau augmente, des engorgements glanduleux se manifestent, et les sujets les plus robustes finissent souvent par être atteints de scrofules, de tubercules, de scorbut, de diarrhées, d'hydropisie, etc.

Les deux premières de ces affections surtout s'y montrent en grand nombre, en si grand nombre même qu'elles formeraient à elles seules plus de la moitié des maladies qui se développent dans les maisons centrales. Il est vrai que quelques médecins prétendent qu'elles sont alors le résultat d'une disposition héréditaire plutôt que de la réclusion, qui n'aurait, d'après eux, que peu ou point d'influence sur leur production. Mais, outre que cette assertion se trouve contredite par l'observation de tous les temps et par la presque totalité des hommes remarquables dans notre art, il résulte des recherches de M. le docteur Fourcault [1], au sujet de l'état sanitaire habituel des prisons de Fontevrault et de Poissy, que les écrouelles et les tubercules pulmonaires [2] s'y manifestent pour l'ordinaire chez des individus qui étaient bien portants avant leur arrestation, et qui n'offraient, par conséquent, aucune raison de les présumer porteurs d'un vice héréditaire.

Ou, s'il en est ainsi dans ces établissements, pourquoi en serait-il différemment ailleurs? Pourquoi, par exemple, les pénitenciers où la règle de Philadelphie est rigoureusement suivie seraient-ils plus privilégiés qu'eux? A qui fera-t-on croire que la réclusion de jour et de nuit dans des cellules étroites, humides et où l'air ne se renouvelle qu'imparfaitement, n'aura pas des inconvénients tout aussi grands? Nous savons d'ailleurs ce qui se passe à Cherry-Hill; les renseignements que nous possédons aujourd'hui ne permettent pas de douter que la solitude profonde où s'y trouvent les détenus ne leur soit infiniment plus funeste, sous le rapport de la santé, que le mode d'emprisonnement dont on a usé jusqu'ici.

Et qu'on ne vienne pas nous opposer les statistiques que les commissaires du gouvernement ont publiées, car ces statistiques ont le défaut de nous venir de pays lointains, et d'y avoir été recueillis par des personnes plus ou moins intéressées à faire prévaloir le régime péniten-

[1] Influence du régime pénitentiaire sur le physique et le moral de l'homme, mémoires publiés dans la *Revue des spécialités,* fondée et dirigée par M. Vincent Duval, numéros de mai et de juin 1846.

[2] Les écrouelles et les tubercules pulmonaires sont à Fontevrault et à Poissy, comme dans toutes les maisons de détention, les maladies les plus communes et les plus redoutables.

tiaire qui nous occupe. Il n'en est pas une où ne perce
le désir non équivoque de servir une opinion.

Ainsi, pour ce qui concerne Cherry-Hill, on cite avec
complaisance ce qui, dans les écrits du docteur Bache,
paraît favorable à l'isolement; mais on nous laisse ignorer que ce médecin, malgré sa prédilection marquée
pour la règle de l'établissement auquel il était attaché,
avoue que la réclusion solitaire dispose à la folie, et que
les cellules sans préaux exercent constamment une influence très-fâcheuse sur l'esprit et le corps des détenus [1].

On nous parle de ce nègre qui se trouve si bien entre
quatre murailles; mais on ne nous dit pas que les com-
pagnons d'infortune de ce nègre maudissent leur triste
existence à chaque instant du jour et de la nuit, que plusieurs cherchent à se la ravir, que d'autres ont été si
heureux dans leurs cellules, qu'ils ont perdu la raison
ou la faculté d'exprimer intelligiblement leurs pensées.

Se déclare-t-il des cas de folie dans un pénitencier,
on emploie toutes les ressources du talent et de l'esprit,
ou, si l'on aime mieux, d'une diplomatie fine et déliée
pour en affranchir l'établissement. Ici, c'est un homme
qui avait donné des signes d'aliénation avant d'y entrer;
là, un ivrogne dont les facultés avaient déjà éprouvé
un commencement d'altération et d'abrutissement;
plus loin, un criminel que les remords ont privé de la

[1] Voici ce que M. Bache écrivait, le 15 février 1841, à M. Tell-
kampf, alors professeur au collége de l'Union, à Schencklady (New-
York) : «Je considère les préaux des maisons pénitentiaires comme
étant absolument nécessaires pour conserver aux détenus leurs facultés physiques et morales. »
M. Thompson, directeur du pénitencier de Cherry-Hill, émet la
même opinion dans son rapport au sénat.

raison ; ailleurs, on qualifie d'hallucination des cas véritables de folie, etc. [1].

Quelle foi, quelle importance peut-on, je le demande, ajouter à des documents présentés dans cet esprit et avec cette impartialité? Évidemment on n'a voulu, on n'a eu pour but que l'exaltation d'un système. La préoccupation des dangers de la réclusion collective est telle, qu'on ne voit de motifs de sécurité et de confiance que dans les pénitenciers pensylvaniens. Sans eux point de réforme ; et, soit conviction, soit enthousiasme, on va jusqu'à nous dire que les prévenus seront les premiers à désirer d'y être renfermés ; que c'est le paradis après l'enfer ; qu'ils témoignent des lumières et de la philantropie de l'époque ; qu'ils sont moins une peine qu'un enseignement ; qu'on y répugne à l'emploi des châtiments physiques pour n'aspirer qu'à la régénération du coupable ; qu'on n'y touche pas au corps, pour aller droit à l'âme ; qu'on y frappe juste plutôt que fort ; que l'isolement part de cette idée vraie, que la solitude amène la réflexion, et la réflexion le repentir, ce qui, en réalité, constitue bien un système pénitentiaire (*pœnitere*) ; « que l'homme qui est seul se crée des rela-

---

[1] Et à ce sujet il est bon qu'on sache que le mot *hallucination* n'exprime qu'un mode d'altération des facultés intellectuelles. On s'en sert, en effet, pour désigner toute sensation éprouvée à l'état de veille, sans l'intervention des sens et en l'absence des corps qui la provoquent à l'état normal. Un homme qui a la conviction intime d'une sensation actuellement perçue, alors que nul objet extérieur propre à exciter cette sensation n'est à portée de ses sens, est dans un état d'hallucination. Ainsi, ce fou de Charenton qui, croyant voir un de ses camarades insulter et violer sa femme, se précipita sur lui et le blessa grièvement ; ce malade mystique qui s'imaginait entendre la voix de Dieu lui ordonnant de tuer son médecin ; cet ancien soldat qui se disait mort depuis la bataille d'Austerlitz, étaient des *hallucinés*.

tions par les objets qui l'entourent : le nuage fuyant au loin, le chant des oiseaux, le bruit du vent, un rayon du soleil, tout cela parle à son âme un langage mystérieux et divin ; il s'élève alors jusqu'aux choses saintes, et seul, dans le sanctuaire de sa pensée, il trouve pour louer Dieu des mélodies que le monde ne fournit pas aux plus chers de ses enfants. »

Rien ne prouve mieux que ces paroles combien les préoccupations systématiques peuvent influer sur les meilleurs esprits, elles les amènent souvent à croire aux invraisemblances les plus grandes et à de matérielles impossibilités. Toutefois, puisqu'on veut absolument que les pénitenciers pensylvaniens soient des lieux de quiétude et de bonheur, citons un ou deux passages de la description que M. Charles Dickens a faite de celui de Cherry-Hill :

« Ces couloirs solitaires et le morne repos qui y règne sont affreux à contempler. De temps à autre on entend le bruit monotone du métier du tisserand ou le marteau du cordonnier, mais les murs épais et la lourde porte du cachot étouffent bien vite ce bruit, et le silence vous pèse plus lourdement encore sur le cœur !...

» Tout prisonnier qui franchit le seuil de cette triste demeure a la tête recouverte d'un capuchon noir. C'est dans ce sombre linceul, emblème du rideau tiré entre lui et le monde des vivants, qu'il est conduit à la cellule d'où il ne doit plus sortir avant le jour fixé par la sentence. Il n'entend plus jamais parler de sa femme, de ses enfants, de sa maison, de ses amis, de la vie, de la mort d'une seule créature. A l'exception des officiers de la prison, il ne voit pas un être humain ; il n'entend plus le son de la voix humaine ; il est enterré vivant pour être déterré après tant d'années révolues ; mort tout ce temps, mort à toutes choses, hors aux délirantes rêveries, aux angoisses du désespoir.

» Son nom, son crime, le terme de son supplice, sont ignorés, même du gardien qui lui fait passer sa nourriture de chaque jour à travers un guichet. Le numéro inscrit au-dessus de la porte de sa cellule et dans le registre tenu par le gouverneur de la prison, registre dont le chapelain a un double, voilà le seul index de son histoire. A l'exception de ce chiffre, personne ne tient compte de son existence. Il n'a aucun moyen de savoir, jusqu'à l'heure de sa sortie définitive, dans quelle partie de la prison est située la cellule où doivent s'écouler peut-être dix longues années de sa vie. Il ne sait pas davantage quel homme habite près de lui; il ignore même si, durant les interminables nuits d'hiver, il existe un être humain dans son voisinage. Il peut se croire jeté dans quelque coin obscur et désert de l'immense geôle, séparé par des murs, des passages, des grilles, de son plus proche voisin de captivité [1]. »

Il importe de dire aussi que cet écrivain affirme que la plupart des détenus qui lui furent présentés étaient dans un état de pâleur, de faiblesse et d'amaigrissement remarquables. L'un d'entre eux avait l'air d'un spectre; d'autres ressemblaient à de véritables automates, etc.

Il affirme encore que le système nerveux et l'intelligence reçoivent presque toujours une atteinte profonde de la réclusion cellulaire prolongée. Le plus grand nombre des prisonniers lui parurent atteints d'un tremblement nerveux, qui les empêchait de signer leur nom; quelques-uns étaient devenus à peu près sourds.

[1] *Magasin pittoresque*, douzième année, janvier 1844.

En supposant, au reste, que les faits qu'il a avancés n'eussent pas ce cachet d'authenticité et de sévérité d'observation qui permet seul d'établir une conviction, je rappellerai que les documents recueillis à Cherry-Hill, dont on s'étaie le plus, émanent du docteur Bache, des inspecteurs, des directeurs du pénitencier, et que ces messieurs, puisqu'il faut parler net, ne méritent aucune confiance.

M. Bache, parce que, d'une part, il écrit au sénat que la réclusion solitaire est d'une innocuité complète, et que, de l'autre, il lui expose que si l'on n'ajoute pas à chaque cellule une petite cour de vingt à trente pieds de long, l'isolement, même tempéré par le travail, exercera constamment l'influence la plus fâcheuse sur l'esprit et le corps des prisonniers. L'une de ces assertions est nécessairement contraire à la vérité [1].

Les inspecteurs, parce qu'ils affirmaient au sénat, en 1858, qu'il fallait avoir une assurance peu commune pour prétendre qu'il y eût des aliénés au pénitencier de l'Est [2], alors qu'on y en comptait en ce mo-

---

[1] Et je ne crains pas d'avancer que c'est la première. Voici, du reste, sur quoi je me fonde. M. Bache ne mentionne que seize cas de folie dans son rapport au sénat, pour les années 1830, 1831, 1832, 1833, 1834, 1835, 1836 et 1837, c'est-à-dire pour tout le temps qu'il a été médecin de Cherry-Hill. Or, seize cas de folie survenus dans l'espace de sept ans, et au milieu d'une population nombreuse de prisonniers, seraient peu de chose ; ils n'eussent pas autorisé surtout M. Bache à réclamer avec tant d'instance l'adjonction d'un préau à chaque cellule, et à écrire, ainsi qu'on l'a vu plus haut (page 15) : « Je considère les préaux des maisons pénitentiaires comme étant absolument nécessaires pour conserver aux détenus leurs facultés physiques et morales. »
Si ce médecin a émis une pareille opinion dans son rapport au sénat et dans une de ses lettres, c'est qu'il y avait eu en réalité plus de seize cas de folie à Cherry-Hill depuis le mois d'octobre 1829 jusqu'en 1837, et que, cédant au cri de sa conscience, il a voulu qu'au moins pour l'avenir la position des détenus fût améliorée.
[2] Rapport des inspecteurs pour l'année 1838.

ment dix-huit, dont dix avaient perdu la raison après
un séjour moyen de cinq mois, et huit après une détention de deux ans [1]; parce que leurs sixième et septième rapports se contredisent et s'annulent réciproquement [2]; parce qu'après avoir nié obstinément qu'il y
eût des fous à Cherry-Hill, ils avouent, dans leur neuvième rapport, que, depuis 1829 jusqu'en 1857, il y a
eu chaque année des cas d'aliénation mentale [3]; parce
que tandis qu'ils constataient, pour l'année 1859, un
état sanitaire satisfaisant, la société de Boston publiait
de son côté que, sans compter soixante-treize cas de
maladies qui existaient antérieurement à l'entrée des
condamnés, il y en avait 196 de graves, ce qui donne
un malade sur deux détenus; parce qu'enfin M. Elvée,
membre du comité législatif et du comité investigateur,
nous a dévoilé, dans son histoire du pénitencier de
l'Est, la partialité et l'inexactitude de leurs rapports.

C'est M. Elvée qui découvrit qu'à Cherry-Hill les
prisonniers insubordonnés ou criards étaient soumis
à un genre de torture qu'on appelle le *bâillon de fer*
(*iron-gag*), et que le nommé Mackumsey venait d'y succomber. « Aucune enquête ne fut faite, dit-il, et lorsque
deux employés cherchaient à ramener ce malheureux à
la vie, le directeur, M. Wood, leur recommanda le
secret, circonstance qui fut attestée devant le comité
législatif par deux témoins, Williams Griffith et Léonard
Phleger, l'un employé, l'autre aide [4]. »

---

[1] Rapport du médecin de la prison pour l'année 1838.
[2] Cela sera prouvé plus bas.
[3] Le neuvième rapport contient l'aveu que depuis 1829 jusqu'en 1837,
il y a eu chaque année des cas d'aliénation mentale à Cherry-Hill.
[4] Ce fait a été nié d'abord; mais la société de Boston la confirme
dans son rapport de 1843; elle dit qu'il est résulté de son examen

Tels sont les motifs qui me déterminent à répudier les assertions des employés de Cherry-Hill, et qui, à mes yeux, diminuent beaucoup la valeur de celles des commissaires du gouvernement, non assurément que je suspecte en rien leur bonne foi, mais parce qu'ils ne s'appuient que du témoignage des employés dont je viens de parler, c'est-à-dire d'hommes qui, comme l'affirme M. Elvée, étaient éminemment intéressés à taire la vérité.

Quel que soit, au surplus, le désir qu'on ait de rendre hommage à l'activité de leur zèle et à l'importance de leurs travaux, on ne saurait s'empêcher d'être surpris du peu de sévérité qu'ils mettent dans l'appréciation des faits.

S'agit-il de la mortalité qui, d'après les registres même de Cherry-Hill, y serait de plus de 5 p. 100 ? ces messieurs se livrent à des calculs qui tendent à démontrer qu'elle est, pour la population blanche, de 2,028 p. 100 ; pour la population noire, de 6,780 p. 100 ; puis, défalquant d'un trait de plume ce qui est relatif à cette dernière, ils posent résolument en principe que les décès sont, au pénitencier de Philadelphie, dans la proportion de 2,028 p. 100.

La société de Boston publie-t-elle qu'en 1859, indépendamment de soixante-treize cas de maladies qui existaient antérieurement à l'entrée des condamnés, il y en avait 196 de graves, ce qui donne un malade sur deux détenus ? ces messieurs répliquent : « 1° que les 196 atteintes dont on parle sont *de toutes sortes*, sérieuses ou légères ; 2° qu'en déduisant les maladies constatées à l'admission, ces 196 atteintes se réduisent à 128 *items* ;

que le nommé Mackumsey, qui avait été soumis au bâillon de fer, était mort peu de jours après, mais qu'il n'était pas absolument établi qu'il fût mort de cette torture.

3° que ces 128 *items* se répartissent sur trois ans et demi, ce qui fait trente-six *items* par an seulement ; 4° que ces 128 *items* ont atteint quatre-vingt-dix-huit prisonniers, ce qui fait que les *deux tiers* de ces quatre vingt-dix-huit ont été sans maladies durant l'emprisonnement, et qu'un tiers ont eu chacun un *item* seulement de maladie par an. » (Moreau-Christophe, journal *la Presse*, du 25 avril 1844 [1].)

Découvre-t-on qu'au lieu de seize cas de folie, qu'on affirmait s'être développés seulement à Cherry-Hill, il y en a eu quatre-vingt-dix de plus? on se tire d'affaire en prétendant que la plupart de ces cas dépendaient de causes étrangères à l'établissement, comme une folie préexistante à la mise en cellule, l'ivrognerie, le remords, la vie solitaire, une épidémie, etc.

Cette manière d'argumenter évidemment n'est pas sérieuse, et l'on pourrait presque se dispenser de la réfuter. Toutefois, elle a pris tant de faveur en certains lieux, que je crois de mon devoir d'objecter, relativement :

[1] Je ne sais si le lecteur aura pu se débrouiller au milieu de ce déluge de chiffres et d'*items ;* mais il a dû, sans aucun doute, s'apercevoir de la singularité et de la faiblesse de cette argumentation. En tout cas, je lui ferai observer que la société de Boston, qui s'étaie de la même autorité que M. Christophe, c'est-à-dire du rapport du médecin du pénitencier de Philadelphie, ne parle pas des soixante-treize cas de maladies antérieures à l'entrée des condamnés, comme devant être retranchés des 196 qui survinrent plus tard ; elle les présente au contraire comme en étant entièrement indépendants. Elle ne dit pas non plus que les 196 cas dont il s'agit ici se sont manifestés dans une période de trois ans, mais bien dans le courant de l'année 1839. J'ajouterai qu'il est difficile de savoir ce qu'entend M. Christophe par ces 128 *items, qui auraient atteint quatre-vingt-dix-huit prisonniers ;* toutefois, s'il veut dire par là que sur 128 détenus, il y en a eu quatre-vingt-dix-huit de malades, il a tort de prétendre que les deux tiers de ces 128 prisonniers ont été sans maladies durant l'emprisonnement. C'est simplement un tiers, soit une trentaine, qu'il aurait dû dire.

§ I. — A la mortalité : — Que la moyenne des décès à Cherry-Hill n'est pas de 2,028 pour 100. Il suffit, pour s'en convaincre, de jeter les yeux sur les chiffres suivants :

En 1838, sur 402 détenus, 26 décès; 1 sur 15 1|2, à peu près 6 1|2 p. 100.
1840, sur 576 — 22 — 1 sur 17 —
1841, sur 535 — 17 — 1 sur 19 2|5 [1].

Les nègres, d'ailleurs, sont des hommes ni plus ni moins que les blancs, et dès le moment qu'on les soumet comme eux à la réclusion cellulaire, il est de toute justice qu'on tienne compte des fâcheux résultats que celle-ci a produits sur leur santé. Si l'on s'y était pris de cette façon, on serait arrivé au chiffre de 8,808, et non à celui de 2,028 pour 100, dont on se complaît à tirer vanité.

Ceci, du reste, est parfaitement en rapport avec le résumé qui termine le travail intitulé : *Documents officiels relatifs au pénitencier de Philadelphie;* ce résumé constate qu'il est entré à Cherry-Hill, depuis son ouverture jusqu'en 1842, 1,622 détenus, et qu'il en est mort 157. Or, sur 1,622 détenus, 157 sont morts, c'est 1 sur 12, ou 8 p. 100.

---

[1] *Documents officiels relatifs au pénitencier de Philadelphie*, traduits, par ordre de M. le comte Duchâtel, ministre de l'intérieur, par M. Moreau-Christophe, inspecteur-général des prisons, page 74. Je m'étaie de ces documents, pour n'être pas, comme l'année dernière, taxé d'inexactitude devant les Chambres par le ministre ou M. de Tocqueville. Mais il est bon qu'on sache qu'on les a tronqués, qu'on en a supprimé des passages nombreux défavorables au système cellulaire, et que, malgré tout le mal qu'on s'est donné pour les dépouiller de ce qu'ils avaient de contraire à ce système, on n'a abouti en définitive qu'à faire que plusieurs d'entre eux se contre-disent et s'annulent réciproquement. Il eût été d'ailleurs d'une stricte et louable impartialité de les compléter par des documents publics dont l'authenticité n'est pas contestée en Amérique, notamment l'*Histoire du pénitencier de l'Est*, par M. Elvée; or, c'est précisément ce qu'on semble avoir pris à tâche d'éviter.

§ II. — A la publication de la société de Boston : — Que les membres de cette société offrent toutes les garanties désirables d'indépendance et de la loyauté scientifique, et partant qu'on n'a pas de motifs plausibles de révoquer en doute leurs assertions. Ce n'est pas là, il est vrai, ce que pense M. Joseph Aosead, auteur d'un opuscule intitulé : *Prisons and prisonners* [1], car il prétend que ces messieurs ont sciemment altéré la vérité dans les divers rapports qu'ils ont publiés. Mais à qui fera-t-on croire, je le demande, qu'une compagnie nombreuse et composée des notabilités d'une grande ville, se soit montrée si peu soucieuse de sa propre dignité? Si la société de Boston avait réellement, et par le pur désir de nuire à un système, inventé ou dénaturé des faits, on en trouverait quelque part la preuve positive ; or, cette preuve n'existe ni dans l'opuscule de M. Aosead, ni dans les écrits des économistes français qui se sont constitués les champions du régime cellulaire.

J'ajouterai qu'il est d'autant plus possible qu'il y ait eu en 1859 un malade sur deux détenus à Cherry-Hill, que, d'après le médecin de cette prison, il en aurait été absolument ainsi deux ans plus tard. Le rapport de ce médecin, pour l'année 1841, nous apprend, en effet, que parmi les condamnés qui ont été mis en liberté pendant l'année, 88 sur 100 étaient très-bien portants, et que parmi ceux que renfermait l'établissement durant la même période, 50 sur 100 seulement étaient dans le même cas. Or, si au lieu de s'en laisser imposer par cette manière insolite et peut-être

---

[1] Un vol. in-8°, chez Longman Brown, green, et Longman, à Londres, 1845.

calculée de grouper les chiffres, on cherche à s'assurer de leur véritable signification, on s'apercevra sans peine que dès le moment que sur 100 condamnés sortants il n'y en avait que 88 en bonne santé, le reste devait être dérangé, et que, par conséquent, les malades parmi eux étaient dans la proportion de 8,035 p. 100. De même, si, parmi les prisonniers non libérés, 50 seulement sur 100 se trouvaient bien portants, il est clair que les malades dans l'établissement étaient dans la proportion de un sur deux détenus [1].

§ III. — Aux cas de folie : — Qu'en Amérique comme en France, on ne condamne pas les fous, qu'on les met dans une maison d'aliénés, et, partant, que tout ce qu'on a dit des prisonniers qui étaient privés de la raison ou avaient donné déjà des signes non équivoques de folie, au moment de leur entrée à Cherry-Hill, doit être regardé comme non avenu [2]. — Que si l'habitude de l'ivresse occasionne quelquefois la folie, cela ne saurait être dans un pénitencier où les détenus ne boivent que de l'eau ; — qu'on ne peut juger de la part que prennent les remords à la production de la folie que par le dire des prisonniers , et que leurs assertions

---

[1] Ce qu'il y a de plus curieux dans tout cela , c'est que les rédacteurs de la *Revue pénitentiaire* citent ce rapport pour prouver *que la santé se rétablit plutôt qu'elle ne se détériore dans les pénitenciers pensylvaniens...* (*Risum teneatis, amici !*)

[2] Un député ayant dit à la Chambre qu'il n'y avait pas aux États-Unis d'établissements publics pour recevoir les aliénés pauvres, et qu'on les mettait dans les pénitenciers, il importe qu'on sache que c'est une erreur. A Philadelphie, les fous qui sont pauvres sont reçus à l'hôpital des pauvres, qu'on nomme *Alms-House*, et qui est situé dans *Sprecce-Street*, entre la huitième et la neuvième rue. On les reçoit aussi à l'hôpital de la ville, qui est dans *Pine-Street*, entre la huitième et la neuvième rue.

n'offrent aucune garantie de sincérité; — que le vice solitaire occasionne rarement la folie dans le vie privée; qu'il doit en être de même dans une cellule. Dans le cas contraire, d'ailleurs, le système de Pensylvanie n'en recevrait pas une solidité plus grande; car si l'on admettait une parelle hypothèse, on serait évidemment tenu d'en induire, avec M. le marquis de Larochefoucauld-Liancourt, que c'est la solitude qui, par l'intermédiaire d'un vice déplorable, produit, alors l'aliénation mentale.

Pour ce qui est de cette prétendue épidémie de folie, qui, selon M. de Tocqueville, aurait commencé en 1857 et durait encore en 1842, elle serait à la charge de l'encellulement au lieu de le disculper. Une épidémie ne se déclare dans un établissement public que tout autant que les individus qui l'habitent s'y trouvent soumis aux mêmes influences morbifiques, et le nombre des malades, en pareille occurrence, est toujours en raison de l'intensité de ces dernières. Si donc il s'est développé jusqu'ici chaque année un grand nombre de cas de folie à Cherry-Hill, c'est que l'isolement de jour et de nuit est, pour beaucoup de détenus, un supplice, une torture, qui frappe l'âme quand elle n'atteint pas le corps, et finit par amener la perte plus ou moins complète de l'intelligence.

On objectera à cela, sans doute, que les cas de folie avaient été très-rares dans les pénitenciers de Philadelphie avant 1857, et qu'en 1845 il n'y en a pas eu du tout, ainsi que le constate le rapport que le docteur Bradfort a envoyé à M. Christophe. J'ai déjà dit et démontré qu'il y avait eu à Cherry-Hill plus de cas de folie qu'on ne prétendait, depuis le mois d'octobre

1829, époque de son ouverture, jusqu'au 1er janvier 1857. Quant au rapport de M. Bradfort, il en est probablement de ce document comme de ceux du même genre que ses prédécesseurs ont adressés au sénat, et dont on connaît aujourd'hui le peu de véracité. En supposant d'ailleurs qu'il ne se fût développé aucun cas de folie à Cherry-Hill en 1845, cela ne dirait rien pour le passé et pour l'avenir.

M. de Tocqueville insinue également que le nombre et la promptitude des guérisons obtenues par M. le docteur Darrach permettent de douter qu'il ait eu affaire à de véritables cas de folie. A ce sujet, je pourrais me borner à répondre qu'il n'est donné à personne de fixer les limites du possible, et qu'en médecine les succès cliniques ne prouvent qu'une chose, l'habileté de celui qui les obtient. Mais je ne vois pas pourquoi on refuserait d'admettre que des cas de folie, développés sous l'influence de l'encellulement et pris en quelque sorte à leur début, ne céderaient pas rapidement à une médication appropriée. Il y a eu jusqu'à présent six détenus qui ont perdu la raison dans la prison départementale de la Gironde. Eh bien ! plusieurs de ces malheureux ont éprouvé un soulagement presque immédiat à leur entrée à l'hopital. S'ensuit-il de là qu'ils n'étaient pas fous ? Non certes ; tout ce qu'il est possible d'en induire, c'est que la folie qui dépend de la réclusion solitaire guérit plus vite et plus souvent que celle qui se développe dans l'état de liberté. Le docteur Woodward s'est demandé si dans une cellule la raison ne se perd pas par suite de son défaut d'activité, et si ce n'est pas pour cela qu'elle revient d'elle-même aussitôt qu'on a élargi le prisonnier. Il doit en être ainsi chez un certain nombre de sujets ; mais il est plus que probable que la promptitude et la fréquence du rétablissement des aliénés, en pareil cas, tiennent en grande partie à ce que la cause de la folie est alors évidente, palpable, et qu'il est facile d'y soustraire un détenu. Elles tiennent aussi à ce que cette cause est le plus communément unique, et qu'on ne lui laisse pas le loisir de troubler d'une manière profonde et durable les fonctions de l'entendement. Dans un pénitencier on prend le mal à son début, et l'on sait positivement ce qui le détermine; dans la vie sociale, au contraire, son origine est généralement obscure, multiple, difficile à préciser, et l'on n'est pour l'ordinaire appelé à le combattre qu'au bout d'un temps plus ou moins long, c'est-à-dire quand le cerveau n'est plus susceptible de recouvrer son intégrité normale. Voilà, selon moi, ce qui fait que la folie produite par l'encellulement guérit plus vite, plus souvent que celle qui est due à une autre cause, et, si je ne me trompe, je ne serai pas le seul de cet avis.

Mais ce n'est pas simplement à Philadelphie que le régime cellulaire a exercé une influence fâcheuse sur le physique et le moral des détenus : partout où il a été mis en pratique ses résultats ont été désastreux.

En 1840, le pénitencier de New-Jersey, où prévaut la même règle, compta 12 cas de folie sur 152 détenus.

A Rhode-Island, les accidents se sont tellement multipliés sous l'empire du système pensylvanien, qu'on a fini par l'abandonner. Il y a eu 6 cas de folie sur 57 détenus.

A Lausanne, où, de 1854 à 1842, 105 prisonniers, dont 85 hommes et 18 femmes, furent soumis au régime cellulaire, tempéré par le travail, il y eut neuf décès et dix cas de folie ..

En Angleterre, on fit d'abord l'épreuve du système pensylvanien dans la prison de Milbank. En dix-huit mois, 15 détenus succombèrent et perdirent entièrement la raison. « L'on se décida alors à modifier la règle de la maison ; la durée de l'emprisonnement solitaire fut limitée à trois mois pour chaque détenu, et, après cette période, il leur fut permis de causer entre eux aux heures de récréation. Cette réforme date du mois de juin 1841, et, pendant les dix-huit mois qui suivirent, cinq cas de folie seulement se déclarèrent dans la maison [2]. »

Il y a un peu plus d'un an maintenant que la prison modèle de Pentonville est habitée, et déjà il a fallu transférer à l'hospice de Bethléem trois détenus qui étaient devenus fous ; ces trois cas de folie se sont déclarés en moins de six mois [3].

Personne n'ignore enfin que plusieurs journaux ont publié que sur trente détenus politiques qui avaient été renfermés dans la prison du Mont-Saint-Michel, il y a eu, dans l'espace de quatre ans, deux suicides, une tentative de suicide, quatre cas de folie, deux d'idiotisme, et sept cas de maladies chroniques tellement graves,

[1] De la réclusion dans le canton de Vaud et du pénitencier de Lausanne, par le docteur Verdeil, membre du grand conseil, vice-président du conseil de santé, membre de la commission des hospices et des établissements de détention dans le canton de Vaud.

[2] Mémoire que M. Léon Faucher a publié dans le numéro de février 1844 de la Revue des Deux Mondes.

[3] Et cependant le régime qu'on suit dans cette prison est infiniment moins sévère que celui de Cherry-Hill.

qu'on a dû envoyer ceux qui en étaient atteints dans des lieux plus salubres.

La presse ministérielle, il est vrai, a longtemps contesté l'exactitude de ces faits. M. de Tocqueville lui-même a cherché à en diminuer la valeur ; mais ce qu'il a dit dans ce but équivaut plutôt à un aveu qu'à une dénégation. Il importe fort peu que ce soit par mesure disciplinaire que les condamnés dont il s'agit ici aient été *soumis à des peines d'une cruauté inouie*, et emprisonnés dans *des cachots affreux du moyen-âge*, ou *de petites cellules au haut de l'édifice* ; l'essentiel est qu'ils aient supporté ces peines et subi les rigueurs de l'isolement : or, c'est ce que ni M. de Tocqueville, ni M. le ministre de l'intérieur n'ont pu dénier.

On me rendra, j'espère, la justice de croire que si je parle du Mont-Saint-Michel, c'est uniquement pour le besoin de ma cause et non dans une pensée d'opposition. Je n'ignore pas qu'il y a des crimes qui appellent sur leurs auteurs toute la sévérité des lois, et qu'un gouvernement sage ne peut se dispenser de punir. La morale publique, l'intérêt des familles, la sécurité de l'État, lui font un devoir d'être inflexible, du moins d'abord, quitte plus tard à user de mansuétude et de clémence, comme on vient de le faire dernièrement à l'égard de presque tous nos condamnés politiques ; mais il n'en est pas moins vrai que le régime cellulaire a exercé la plus fâcheuse influence sur les détenus du Mont-Saint-Michel. Ce fait n'est pas contesté ; seulement on l'explique par la qualité des prisonniers plutôt que par le genre de réclusion.

---

3 Ce sont les expressions même de M. de Tocqueville. (Voyez le *Moniteur* du 27 avril 1844, page 1110, troisième colonne.)

Les condamnés politiques, assure-t-on, s'accommo-
dent mal de la solitude, parce que leur exaltation, leur
violence, leurs principes, l'habitude qu'ils ont de se
mêler aux agitations du forum ou de la rue, leur rend
l'isolement on ne peut plus pénible à supporter. L'ennui, l'irritation, la colère, le désappointement, les conduisent tôt ou tard à la mort ou à la folie, tandis que
les criminels vulgaires, qu'une misère native ou provo-
quée familiarise avec les privations et la douleur,
trouvent dans cette circonstance des motifs puissants
de résignation, et ont pour cela même plus de chances
d'atteindre la fin de leur peine.

Il y a du vrai dans ces réflexions : on ne saurait
nier que certains tempéraments, certaines constitu-
tions, une vie de labeurs et de souffrances, ne soient
propres à pallier les effets funestes de l'encellulement.
Il est hors de doute, par exemple, que ce mode de réclusion est une peine comparativement légère pour les
hommes stupides, grossiers ou endurcis à la fatigue et
au travail, tandis qu'il constitue un châtiment terrible
pour les individus dont l'esprit est cultivé et la sensibilité
développée. On s'accorde aussi à reconnaître que les
climats modifient l'organisme de telle sorte, que ce
qui serait d'une innocuité plus ou moins complète dans
une contrée, pourrait devenir fort nuisible dans une
autre : c'est ce qui donne lieu de penser à beaucoup
de monde que les habitants du nord de l'Amérique et
de l'Europe, qui sont naturellement froids et flegma-
tiques, s'accommoderaient généralement mieux de la
solitude que les Français et les aborigènes des pays mé-
ridionaux. Tout porte à présumer encore que les doctrines consolantes du christianisme ne contribueraient

pas peu à rendre moins pénible les rigueurs de l'isolement. Mais, après cela, il convient de faire observer
qu'on rencontre, dans les prisons politiques, des gens
de tous les tempéraments et de toutes les humeurs,
de toutes les classes et souvent de tous les pays, des
ignorants et des hommes instruits, des gens grossiers
et des personnes bien élevées ; en un mot, que, sous le
rapport physique et intellectuel, les détenus y sont dans
les mêmes conditions, en quelque sorte, que dans les
autres prisons, et que, si l'on en excepte un très-petit
nombre, ils n'ont pas plus à souffrir de la solitude que
les criminels ordinaires. Il y a donc une parité assez
exacte entre le genre de détention auquel ont été soumis quelques prisonniers au Mont-Saint-Michel et celui dont on use à Cherry-Hill. Ce que l'on a reproché
à l'un peut parfaitement être imputé à l'autre.

Le Mont-Saint-Michel n'est pas le seul établissement
en France ou l'on ait mis en pratique le système de
Pensylvanie. On le suit également à Paris, rue de la
Roquette, à Clairvaux, à Senlis, à Tours, à Vannes et à
Bordeaux.

La première de ces prisons ne renferme que des enfants, et partant n'est guère propre à fournir des documents pour ou contre l'isolement appliqué à des individus adultes ou d'un âge plus avancé. Il y a trop de
différence entre des enfants, qui commencent la vie, et
des hommes faits, pour que ceux-ci puissent être modi-
fiés de la même manière par la solitude.

Toutefois, comme les partisans du système pensylvanien ont beaucoup insisté, à la Chambre des députés,
sur ce pénitencier, il est bon qu'on sache que les résultats qu'on y a obtenus, loin d'être aussi avantageux

qu'on le prétend, sont, au contraire, on ne peut plus
déplorables. En effet, quoique pour adoucir les rigueurs
de l'encellulement, on ait dans cette maison ajouté au
travail des correctifs, tels que les visites des parents,
une instruction morale et élémentaire, des promenades
quotidiennes d'une demi-heure, et l'espoir d'être mis
en liberté provisoire par une bonne conduite, la mortalité n'y aurait pas moins été, d'après le rapport que
M. Benjamin Delessert a publié le 6 février 1843 :

En 1840, de 40 enfants sur 455, soit   8,79 p. 100.
  1841, de 48   —   sur 450, soit   10,64   —
  1842, de 37   —   sur 433, soit   8,54   —

Les personnes étrangères à la médecine ne se pénètrent pas assez de ce que de pareils chiffres ont d'effrayant : une mortalité de 10 p. 100 équivaudrait pour
Paris à 120,000 décès par an [1], soit 10,000 décès
par mois. S'il périssait 10,000 individus par mois
dans la métropole, elle serait bientôt déserte : la plupart de ses habitants se hâteraient de fuir et d'aller
sous un ciel plus hospitalier.

Et qu'on ne vienne pas nous dire qu'il en était ainsi
ou pire avant la mise en pratique du régime cellulaire
dans cette prison ! Le rapport de M. Bérenger, du
12 juin 1856, fait foi à cet égard ; il fournit les chiffres
suivants :

En 1852, sous l'ancien régime, sur 276
jeunes détenus, il n'y eut que 2 décès   soit 1 sur 158
dans l'année . . . .

En 1854, sous le régime en commun,
sur 380 détenus, il y eut 11 morts. . .   1   34

[1] Je suppose que la population de Paris est de 1,200,000 âmes,
et je crois être dans le vrai.

En 1835, sous le système du silence, sur 382 détenus, il y eut 20 décès . . . . } soit 1 sur 19

Ainsi, alors qu'il y périssait seulement :

sous l'ancien régime.	1 détenu sur 138
sous le régime en commun. . . .	1 » » 34
sous le système du silence. . . .	1 » » 19

il y en meurt habituellement, depuis qu'on y suit la règle de Philadelphie : 1 sur 11, 1 sur 10.

Si le chiffre des décès qui ont lieu à la maison centrale d'éducation correctionnelle de Paris est vraiment effrayant, celui des maladies qui s'y manifestent ne l'est pas moins. Elles consistent, comme dans les pénitenciers américains, dans des affections scrofuleuses, des engorgements, des diarrhées, des hydropisies, etc.

Après cela, n'est-il pas pour le moins singulier que M de Tocqueville nous présente la prison de la rue de la Roquette comme militant puissamment en faveur du système pensylvanien? Allez à la Roquette, s'écriait-il naguère à l'Académie des sciences morales et politiques. Eh bien! nous nous y rendrons ; mais ce sera pour lui répondre qu'une prison où il meurt 48 enfants sur 450 devrait être fermée. Un Anglais avait dit déjà : *Si nous avions une maison semblable en Angleterre, nous la ferions raser* [1].

---

[1] On pourrait, à bon droit, s'étonner également que le conseil général de la Seine se soit étayé de la maison des jeunes détenus, et même ne se soit étayé que d'elle pour motiver les éloges qu'il a prodigués au système cellulaire. (Voyez le *Moniteur* du 23 novembre 1844.) Ce conseil, il est vrai, s'exprime, sur le compte de la Roquette de manière à faire croire qu'il y a recueilli des documents nouveaux et que nous ignorons; mais, outre qu'il ne précise rien, et qu'il se borne à affirmer, *les épreuves qui*, d'après lui, *auraient eu lieu pendant quatre ans sous ses yeux*, sont parfaitement connues: on sait qu'elles n'ont procuré d'autres résultats que ceux qui se trou-

L'administration donne si peu de publicité aux faits qui, dans nos prisons, militent contre le système cellulaire, et l'on s'est si peu préoccupé de Clairvaux, sous ce point de vue, qu'il m'avait été absolument impossible de savoir jusqu'à présent si la solitude y avait eu de fâcheux résultats; mais il paraît qu'elle y en aurait produit de plus terribles qu'ailleurs, car, d'après le *Journal de la Meuse*, sur 26 condamnés que la Cour d'assises de Saint-Mihiel y a envoyés en 1843, il en serait mort déjà 16. Ce journal, en effet, a consigné l'article suivant dans un de ses derniers numéros :

« Chaque année, dit-il, la Cour d'assises de Saint-Mihiel envoie dans la maison de Clairvaux son contingent de détenus réclusionnaires. Au mois de septembre 1843, elle y envoyait encore 26 malheureux condamnés. Eh bien! depuis ce temps, c'est-à-dire depuis quatorze mois, 16 ont succombé. Ces 16 hommes, morts à la peine, rongés par les tortures sans nom et sans fin qu'éveillent au cœur de tout être humain le désespoir et l'isolement, étaient, pour la plupart, pleins de santé, de jeunesse, de vie. Les uns avaient vingt ans, d'autres dix-huit ans; d'autres avaient des formes

---

vent mentionnés dans les rapports de M. Bérenger, de M. Benjamin Delessert, et dont je viens de parler. Ainsi, le vœu, la conviction, je dirai presque l'enthousiasme du conseil général de la Seine, au sujet de l'emprisonnement individuel, n'ont pour base que des faits qui, évidemment, devraient provoquer l'abandon de ce mode de réclusion.

Voilà pourtant une autorité que le ministre et M. de Tocqueville ne manqueront pas d'invoquer à la session prochaine, et qui, si la question pénitentiaire n'était pas plus élucidée maintenant que l'année dernière, exercerait probablement une grande influence sur la délibération des Chambres

d'hercule et des poitrines de centaure. Ils sont morts
chétifs et hâves, minés par les engourdissements de la
plus affreuse atonie.

» Parmi ces malheureux, il y en avait sur lesquels les
prisons ne devaient rester fermées que peu d'années. »

Les pénitenciers de Senlis, de Tours, de Vannes et
de Bordeaux étant destinés à ne recevoir que des prévenus ou des condamnés à moins d'un an et un jour de
prison, il semblerait que l'isolement n'aurait pas dû
y produire de fâcheux résultats. Cependant chacun d'eux
a fourni déjà des faits qui déposent hautement contre ce
genre de punition.

Les journaux parlèrent en 1844 de trois cas de suicide,
deux à Senlis et un à Tours. On en a observé depuis
trois autres, un à Senlis et deux à Tours.

La maison d'arrêt de Vannes ne paraît pas être mieux
privilégiée que les pénitenciers de Tours et de Senlis,
car voici ce qu'en dit M. le préfet du Morbihan, dans
le rapport qu'il fit, en 1844, au conseil général de son
département :

« On ne peut s'empêcher d'admirer, au premier
abord, l'ordre, la propreté, la discipline, le silence qui
règne dans la maison d'arrêt de Vannes, et cependant
les conséquences de ce régime sont telles qu'il sera peut-
être nécessaire de le modifier. Au bout de quelques mois
de détention, la santé des jeunes femmes éprouve presque toujours un dérangement inquiétant. On a constaté
que sur 443 femmes reçues depuis un an dans la maison centrale, 46 avaient été atteintes de vomissements et
de crachements de sang ; que 13 étaient phthisiques, et
que 30 avaient des dispositions à la pthisie ; que le
nombre des folles furieuses était de 8, et que 20 autres

détenues étaient idiotes ou avaient des hallucinations. »

A la maison centrale de Nîmes, où les détenus punis disciplinairement sont mis en cellule, l'isolement, bien qu'à court terme, a produit les plus déplorables résultats. C'est du moins ce qui ressort de la brochure que M. le docteur Castelnau, médecin de cet établissement, a publié. On trouve, en effet, dans cette brochure, le passage suivant : « Dans la maison centrale de Nîmes, depuis le commencement de 1824 jusqu'au mois de septembre 1842, il n'y avait eu que 3 suicides, 3 en dix-huit ans ; dans quelques mois de 1842, il y en a eu 2 en cellules, et qui n'ont manqué leur effet que par hasard [1]. »

M. Lelut ne parle pas dans son rapport de ces cas de suicide ou de tentatives de suicide ; mais, en revanche, il insiste assez longuement sur les détenus aliénés qui lui furent présentés par le directeur, le sous-directeur, l'inspecteur de la maison (le médecin, il n'en est pas question). Voici comment il s'exprime les concernant :

« Le nombre des individus atteints ou soupçonnés de dérangement d'esprit se monta à 20. Parmi eux, quelques-uns n'étaient que bizarres, colères, difficiles à vivre. Pour d'autres, à la suite d'un examen qui ne pouvait pas être bien long, je dus rester dans le doute. mais 9 étaient bien évidemment aliénés. J'épargne à l'Académie l'indication de leurs divers genres de folie ; elle se trouvera dans mon rapport. »

Il m'en coûte beaucoup assurément de me trouver

[1] Du système pénitentiaire, par le docteur Boileau de Castelnau, chirurgien de la maison centrale de Nîmes, etc., page 38.

si souvent en dissidence avec un homme dont j'apprécie
au plus haut point le talent et les productions; mais je
ne puis m'empêcher de lui objecter qu'il ne pouvait
guère espérer résoudre la difficulté en se bornant à dire
de plusieurs des individus dont il s'agit ici, qu'il n'é-
taient que *bizarres, colères, difficiles à vivre*, etc. On
ne se paie guère plus de mots maintenant. M. de Castelnau, d'ailleurs, avait qualifié ces cas du nom de folie,
et l'opinion de ce médecin a aussi son poids. Ce n'est
pas du moins par une simple assertion qu'il était possible de l'invalider.

Pour ce qui est de la prison départementale de la
Gironde, je suis en mesure de pouvoir affirmer que
depuis l'époque de son ouverture jusqu'au 1er septembre 1844 (un an à peu près), il y a eu six cas de folie,
deux cas d'idiotisme, et quatre cas de suicide ou de tentative de suicide.

En voici, du reste, un état authentique et parfaitement circonstancié :

CAS DE FOLIE OU D'IDIOTISME QUI SE SONT MANIFESTÉS DANS LE
PÉNITENCIER DE BORDEAUX.

1° Thomas (Jean-Marie), jeune marin qui, écroué
le 19 août 1843, fut renvoyé de la prison, le 6 mars
1844, après six mois de prévention, dans un état complet d'idiotisme;

2° Bernard (Pierre), entré à la prison le 22 août 1843,
sous la prévention de mendicité, et condamné le 20 septembre suivant à trois mois de détention, perdit la raison dans sa cellule, et mourut le 5 décembre de la
même année, à l'hôpital Saint-André, des suites de

la déchirure de la cicatrice d'une saignée qui lui avait été pratiquée à la temporale quelques jours auparavant ;

3° Joseph Roquet, arrêté pour défaut de papiers, le 6 mars 1844, devint entièrement fou, après vingt-quatre jours d'encellulement, et fut porté dans cet état à l'hôpital Saint-André, le 10 avril 1844 ;

4° Le nommé Jean-Baptiste Gauthier, entré à la prison le 20 mai 1844, et condamné le 1er juillet à treize mois de détention, fut conduit, le 4 août, à l'hospice des aliénés de Cadillac ;

5° Bernard Beaucart, entré le 16 juillet 1844 à la prison, fut également conduit à Cadillac, le 4 août 1844, pour cause de folie ;

6° Roturier, condamné à cinq ans de réclusion, et détenu momentanément à notre prison départementale, fut transféré, par ordre de M. le préfet, à l'hospice de Cadillac, le 11 juin 1844 ;

7° Marie Vincent, entrée le 8 avril 1844, et condamnée à trois mois d'emprisonnement, le 5 juin suivant, tomba presque aussitôt dans un état non équivoque d'aliénation mentale. Pendant tout le temps qu'elle est restée en cellule, elle a eu des accès qui revenaient périodiquement chaque jour, et qui étaient caractérisés par des cris, des vociférations, des actes de fureur, etc.;

8° Pierre Luthar, écroué le 7 février 1844, et condamné le 22 mars suivant à trois mois de détention, sortit de la prison, à l'expiration de sa peine, dans un état complet d'idiotisme.

On pourrait joindre à cette liste le nom de Jean Géral, qui, condamné à Angoulême à huit mois de prison

pour un vol de six francs, fut incarcéré, depuis, dans
notre prison départementale, par suite d'un appel qu'il
avait interjeté. Cet homme, au bout d'un mois, se plai-
gnit d'une vive céphalalgie, et commença à déraisonner,
ce qui nécessita son entrée à l'hôpital, le 12 juin 1844.
Les soins qu'il y reçut ne tardèrent pas à rétablir le
calme dans son esprit et à dissiper les signes d'aliénation mentale qui s'étaient manifestés chez lui ; mais il
redoutait beaucoup de rentrer dans sa cellule. « Lorsque
je me vois seul dans un petit espace, me disait-il un
jour que j'eus occasion de lui parler, je sens que ma
tête se perd, que mes idées se troublent et que je de-
viens fou. Si l'on me réintègre au pénitencier, j'y per-
drai certainement la vie ou la raison. » Ce détenu est
maintenant à Angoulême, où il a obtenu d'aller purger
le restant de sa peine.

CAS DE SUICIDE OU DE TENTATIVES DE SUICIDE QUI ONT EU LIEU
AU PÉNITENCIER DE BORDEAUX.

1° Catherine Irlande fut trouvée pendue dans sa cellule, à l'un des supports du porte-manteau, le 2 avril
1844; elle était entrée la veille au pénitencier ;

2° Le sieur Labrousse, accusé d'incendie, et acquitté
depuis pour cause de folie, se cassa la jambe en voulant
mettre fin à ses jours. Ce détenu, qui avait jusque-là
supporté tant bien que mal la solitude, se livra au plus
violent désespoir en apprenant que son affaire avait été
renvoyée aux prochaines assises : l'idée de passer encore
trois mois dans une cellule l'exaspéra au point qu'il
chercha à se détruire ;

3° Une femme à qui on laissait voir de temps en

temps son enfant pour lui rendre l'isolement plus facile à supporter, n'en chercha pas moins à s'étrangler avec un mouchoir. Elle serait morte si les cris de sa petite compagne n'avaient éveillé l'attention des gardiens, qui eurent le temps de desserrer le mouchoir et d'empêcher l'asphyxie de se convertir en une mort réelle ;

4° David, détenu dans la cellule n° 111, chercha à se donner la mort, le 20 juillet dernier, et y serait infailliblement parvenu, si l'on n'avait pas en ce moment ouvert sa cellule pour lui porter des aliments : il s'était pendu. Cette tentative de suicide a eu lieu presque sous les yeux de M. Christophe, qui inspectait alors le pénitencier.

Ainsi, de compte fait, il y a eu dans la prison départementale de la Gironde, depuis l'époque de son ouverture jusqu'au 1er septembre (un an à peu près), six cas de folie, deux cas d'idiotisme, et quatre cas de suicide ou de tentative de suicide.

Maintenant, pour être juste, je dois rappeler que plusieurs cas de folie et de suicide furent, pendant la session de 1844, l'objet d'une polémique animée ; il importe qu'on sache également que l'état qu'on vient de lire ayant été inséré, le 5 septembre suivant, dans *la Guienne*, fut vivement attaqué, dans ce journal, le 21 du même mois. Mais cette lutte tourna complètement au désavantage des partisans des prisons cellulaires : ce qui le prouve, c'est qu'ils laissèrent ma réponse sans réplique. Plus tard, il est vrai, au mois de février 1845, M. le médecin de la prison et son adjoint reprirent successivement la plume et essayèrent de détruire mes assertions ; mais on verra, par les deux pièces que j'ai annexées à ce travail, combien il me fut facile de faire

4

pleine et prompte justice de cette nouvelle levée de bouclier ».

Quelques jours avant cette polémique, le 26 août, M. le préfet avait entretenu le conseil général de la Gironde des faits dont il s'agit ici, mais je ne le sus qu'à l'époque où les procès-verbaux de la session furent publiés. C'est ce qui m'empêcha de m'occuper en temps opportun du passage qui, dans le rapport de notre premier magistrat, est relatif au pénitencier de Bordeaux. Aujourd'hui, cela serait inutile, car le passage en question ne contient pas un mot qui n'ait été reproduit dans la réponse qu'on fit à l'article que j'avais publié dans *la Guienne* du 5 septembre 1844, et que j'ai réfutée ; ce sont les mêmes faits, les mêmes assertions, et partant ce que j'alléguai pour l'une est entièrement applicable à l'autre.

Nous eûmes, du reste, un nouveau cas de suicide à enregistrer quelque temps après : un prisonnier fut trouvé pendu dans sa cellule, le 3 novembre 1844. Il paraissait mort, et aurait infailliblement péri, si les soins éclairés d'un médecin de l'hôpital Saint-André ne l'eussent rappelé à la vie.

Pour ce qui est des motifs qui portèrent cet homme à vouloir mettre fin à ses jours, il va sans dire qu'on prétendit qu'il avait donné déjà des signes non équivoques d'aliénation mentale. C'est là désormais le thème obligé des partisans de l'encellulement. Quiconque se tue, cherche à se tuer ou commet des actes évidents de folie dans un pénitencier, était fou avant ou au moment de

---

¹ Voyez à ce sujet et à la fin de ce travail, les réponses que j'ai faites à M. Arnozan, médecin de la prison départementale de la Gironde, et à M. Sarraméa, médecin adjoint du même établissement.

son entrée en cellule. Il n'y a malheureusement ici qu'une petite difficulté : c'est qu'aucun des détenus qui ont voulu se détruire, et sur lesquels j'ai insisté déjà, ne déraisonnait à l'époque de son arrestation, et qu'à l'exception de Pierre Bernard, dont l'intelligence avait été réellement dérangée par l'emprisonnemént individuel [1], tous jouissaient de la lucidité de leur esprit quand ils ont essayé de s'arracher la vie. Il est à remarquer ensuite que les cas de folie et de suicide ne sont devenus fréquents parmi les prisonniers dans notre ville, que depuis qu'on les a soumis à la réclusion solitaire. M. le préfet en convient lui-même dans le rapport qu'il fit au conseil général de la Gironde, en 1844 : « Nous n'avons, dit-il, aucune observation antérieure de cas semblables dans les anciennes prisons ; il nous est impossible de comparer [2]. » Cela ne l'empêchait pas, il est vrai, de proclamer l'innocuité et les avantages de l'isolement ; mais, outre que ce n'est pas la première fois que le désir de consolider un système arrache de pareilles contradictions à des hommes parfaitement honorables, d'un mérite éminent et du meilleur esprit, on ne saurait me refuser que, puisque les cas de folie et de suicide étaient à peu près inconnus dans notre ancienne prison, c'est que probablement le régime qu'on y suivait était plus doux et plus facile à supporter que celui de Philadelphie.

J'ajouterai, pour compléter ce qui est relatif au pé-

[1] J'ai démontré ce fait de la manière la plus péremptoire dans la réponse que je fis à M. Arnozan, le 12 février 1845, et qui, ainsi que je l'ai dit, sera annexée à ce travail.
[2] Procès-verbaux des délibérations du conseil général de la Gironde, session de 1844.

nitencier de Bordeaux, depuis le 1ᵉʳ août 1843 jusqu'au
31 août 1844, que durant ce laps de temps, 181 détenus
furent envoyés à l'hôpital, et que quatre moururent. Or,
comme le mouvement annuel de la prison doit être de
8 à 900 détenus, il s'en suit que les malades y furent,
pendant les douze premiers mois de son existence, dans
la proportion de 1 sur 4 ou sur 5.

Ainsi donc, en me résumant, il y a eu à notre prison
départementale, depuis l'époque de son ouverture jusqu'au 1ᵉʳ septembre 1844 :

6 cas de folie ;

2 cas d'idiotisme ;

4 cas de suicide ou de tentatives de suicide, auxquels
nous ajouterons celui qui a eu lieu le 3 novembre suivant ;

181 malades ;

4 décès.

Il s'en faut de beaucoup, on le voit, que la réclusion
cellulaire à court terme ait été chez nous d'une innocuité parfaite en 1844, comme on n'a pas craint de
l'affirmer, même à la Chambre des députés. A-t-elle
porté des fruits moins désastreux en 1845 et en 1846 ?
Je ne suis malheureusement pas en position de le dire,
et cela pour deux raisons. La première, que les personnes qui me fournirent en 1844 les documents dont
il vient d'être question, ne sont plus attachées au pénitencier et ont pour la plupart quitté Bordeaux ; la seconde, qu'une fois privé de ce moyen de renseignements, il m'a été absolument impossible de savoir au
juste ce qui s'est passé dans notre prison départementale pendant les deux années dont il s'agit ici. On a pris
des mesures telles, qu'à l'exception des détenus assez

malades pour être envoyés à l'hôpital, rien ne transpire de ce qui a lieu au pénitencier sous le rapport sanitaire. Les hommes les mieux placés pour connaître la vérité sur ce point, paraissent l'ignorer à peu près complètement : d'après eux, en effet, il résulterait de l'inspection des registres et des assertions des employés de l'établissement, qu'il ne s'est manifesté aucun cas de folie en 1845 et en 1846. Cependant il y en a eu ; pour le prouver, il me suffira de rappeler que les journaux de notre ville nous apprirent, au commencement du mois de septembre 1845, que : « Le nommé Labat, transféré de notre prison cellulaire à Cadillac, s'était évadé, du 26 au 27 août, c'est-à-dire trois ou quatre jours auparavant. » Une preuve encore qu'il y en a eu et qu'on a cherché à les dissimuler, c'est ce passage que j'extrais d'un journal de Périgueux :

« M. le commissaire de police de Périgueux a arrêté, lundi dernier (19 janvier 1846), une femme atteinte d'aliénation furieuse. Les faits qui ont précédé l'arrestation de cette malheureuse nous paraissent dignes d'être racontés :

» Marguerite N... a été détenue pendant quelques mois dans le fort du Hâ, à Bordeaux [1], pour une infraction aux lois de la probité. Pendant le cours de sa captivité, Marguerite, dont les facultés s'affaiblissaient sensiblement, vit, dans un rêve ou dans une hallucination, un jeune légiste de Périgueux, lequel, à en croire la pauvre fille, se serait introduit dans sa cellule à l'aide d'une

---

[1] On appelait fort du Hâ, l'ancienne prison, sur l'emplacement de laquelle a été bâtie notre prison départementale ; c'est ce qui fait que quelques personnes désignent cette dernière sous le nom de fort du Hâ.

robe de prêtre, et aurait obtenu d'elle l'aveu d'un crime si énorme, qu'il aurait pris la résolution de la tuer.

» Marguerite ayant recouvré sa liberté, vint, il y a peu de jours, à Périgueux, dans le dessein bien arrêté de tuer son ennemi, afin de n'être pas tuée par lui. A cet effet, elle s'était munie d'une paire de pistolets appartenant à son frère, et déjà elle gravissait le perron du palais de justice, où se trouverait le coupable, lorsqu'elle fut arrêtée et bientôt conduite à l'hospice. »

(*Conservateur*, journal de Périgueux.)

Indépendamment de ces deux faits, j'en signalerai deux autres qui furent montrés à M. Lelut, lors de son passage à Bordeaux. Ce médecin, il est vrai, prétend que le premier lui parut être un exemple d'*affection cérébrale seulement typhoïde*, tandis que le second était relatif à un ancien infirmier de l'hospice des aliénés qui lui *sembla simuler* la folie. Mais, outre qu'il n'émet en réalité qu'une assertion gratuite à l'endroit de ce dernier, je lui avouerai franchement que je ne connais pas d'état morbide qu'on puisse regarder comme consistant dans *une affection cérébrale seulement typhoïde*. Ces deux cas, on a beau faire, étaient bien et dûment des cas de folie, et l'on est complètement fondé à les ranger parmi les troubles de l'intelligence que l'isolement a produits dans notre ville.

Je ne serais nullement surpris, du reste, que les quatre cas de folie que je viens de mentionner ne fussent pas les seuls qui se sont manifestés dans notre prison cellulaire depuis deux ans; il est si facile de dérober aux yeux les plus clairvoyants les événements qui ont lieu dans un pénitencier, qu'en général, on n'y voit que ce qu'on veut y laisser voir. La meilleure preuve qu'on peut visiter le nôtre, le fréquenter même sans savoir au juste ce qui s'y passe, c'est que parmi les personnes pieuses et charitables qui y vont habituellement porter aux détenus des consolations et de bons avis, il n'en est pas une qui se doutât qu'il y eût eu des cas de folie, quand j'en signalai huit, au mois de septembre 1844. On ne voulut pas y croire d'abord; ce ne fut que lorsqu'on sut que M. le préfet, au lieu d'en nier l'existence, avait cherché à démontrer au conseil général qu'ils ne provenaient pas de la réclusion solitaire, qu'on commença à y ajouter foi.

Il n'y aurait donc rien d'étonnant que M. Lelut n'eût pas été parfaitement édifié sur la totalité des dérangements d'esprit qui se sont développés par suite de la solitude pendant les années 1845 et 1846. En tout cas, je ne crains pas de lui affirmer qu'il n'a pas été mieux renseigné sur l'état sanitaire de notre prison départementale que sur la manière dont le travail y a été organisé. (Voyez page 7.)

M. Lelut assure, en effet, qu'au mois d'août 1846, les malades y étaient dans la proportion de 9 sur 209 détenus; eh bien! les registres de l'hôpital, qui sont les seuls documents positifs dans l'espèce, portent un effectif de 102 malades pour les huit premiers mois de l'année 1846, ce qui, à raison du mouvement de la prison, qui avait dû être jusqu'à cette époque de 600 ou 620 individus tout au plus, donne une proportion de 1 malade sur 6 [1].

___

[1] Ce ne serait peut être pas aller trop loin que de supposer que M. Lelut n'a pas été mieux renseigné ailleurs qu'à Bordeaux, et qu'en conséquence il pourrait y avoir d'autres inexactitudes à lui reprocher; mais, sans rien préjuger à ce sujet, j'éprouve le besoin de

Nous avons vu plus haut que depuis le 1er août 1843 jusqu'au 31 août 1844, il y avait eu 181 malades transportés du pénitencier à l'hôpital ; en 1845, il y en a eu 175. Dans ces deux années, par conséquent, la proportion des malades a été de 1 sur 4 ou sur 5.

L'état sanitaire de la prison départementale de la Gironde est loin, évidemment, d'être satisfaisant. Il paraîtrait plus fâcheux encore, si l'on réunissait aux prisonniers qui ont été envoyés à l'Hôtel-Dieu, ceux qui, atteints d'affections légères, ont été traités dans leurs cellules. Les maladies légères, en effet, étant pour l'ordinaire aussi nombreuses, pour ne pas dire davantage, que les maladies sérieuses, il est clair que ce ne serait plus 181 et 175 malades, mais 362 et 350 qu'il y au-

faire observer encore que la manière dont ce médecin parle de la réclusion cellulaire à long terme, des documents pensylvaniens et des arguments que les adversaires de l'isolement ont allégués contre ce système, donnerait lieu de penser qu'il n'a sérieusement réfléchi ni sur l'une ni sur les autres.

S'il en était autrement, en effet, on ne le verrait pas dire ou insinuer que la réclusion cellulaire à long terme est tout aussi facile à supporter que l'ancien mode de détention, alors que le gouvernement, le rapporteur du projet de loi sur les prisons et la Chambre des députés, ont unanimement reconnu le contraire ; — on ne le verrait pas non plus proclamer l'importance et la véracité des documents pensylvaniens, quand personne n'ignore que la discussion solennelle dont ils ont été l'objet en 1844, a démontré qu'ils fourmillent d'erreurs et de contradictions ; — on ne le verrait pas enfin affirmer qu'on a fait pleine et définitive justice des objections que les adversaires du régime de Philadelphie lui avaient adressées, car le ministère, la commission et le rapporteur du projet de loi sur les prisons, ont si bien pris leur parti sur ce point, qu'ils prétendent maintenant que le système qu'ils proposent et qu'ils nomment *système cellulaire français*, diffère essentiellement de celui de Pensylvanie, et, partant, que ce n'est plus en Amérique, mais en France qu'il faut chercher les preuves de son utilité et de ses avantages.

rait eu à notre pénitencier dans l'espace de deux ans, soit 1 malade sur 2 ou sur 3 détenus.

Les chiffres qu'on a produits à M. Lelut, au sujet de la mortalité, ne sont pas plus exacts que ceux qui ont trait au nombre des malades. Il est très-vrai, sans doute, qu'il n'y a eu que 8 décès dans l'espace de deux ans, 4 en 1844 et 4 en 1845 ; mais cette année, il y en avait eu déjà 5 au 31 octobre, et si l'on y en ajoute 2 qui ont dû avoir lieu au pénitencier, puisqu'un de mes élèves m'a affirmé avoir pratiqué l'autopsie des sujets, on aura un total de sept décès pour l'année 1846, qui n'est pas encore écoulée. Ce chiffre est absolument le même que celui des années 1842 et 1843, c'est-à-dire des deux années qui ont immédiatement précédé l'ouverture de la prison. On n'avait donc en aucune façon le droit d'avancer que la mortalité avait diminué des *deux tiers* depuis la mise en pratique du régime cellulaire. Elle est restée à peu près ce qu'elle était auparavant; voilà tout.

La réclusion solitaire à court terme, quoiqu'on en dise, est très-dangereuse pour la santé. On ne saurait, partant, s'empêcher de m'accorder que l'encellulement tempéré par le travail, et quelle que soit sa durée, exerce une fâcheuse influence sur l'esprit et le corps de l'homme. Voyons maintenant s'il est susceptible de le rendre meilleur.

Pour mon compte, j'en doute beaucoup : et d'abord sur quoi se fonde-t-on pour le penser? sur les publications de MM. de Beaumont et de Tocqueville? de M. Demetz et de M. Christophe? Mais ces messieurs, dans leurs voyages en Amérique, en Angleterre et en Allemagne, n'ont presque pas vu de détenus qui eussent subi une longue réclusion, et ceux qu'ils ont rencontrés se sont, pour la plupart, bornés à échanger avec eux des paroles insignifiantes.

Lorsque M. Charles Dickens visita Cherry-Hill, tous les prisonniers qui lui furent montrés avaient, à l'exception d'un seul (le nègre dont j'ai parlé plus haut), l'air d'une profonde tristesse. Il eut, avec l'un de ceux qui lui paraissaient le moins souffrir de l'isolement, la conversation suivante :

« Maintenant, vous voilà résigné, n'est-ce pas? — Oh oui! oh oui! j'y suis résigné!

» Et vous pensez être devenu meilleur, n'est-ce pas? — Eh bien! je l'espère; je souhaite que cela soit.

» Et le temps se passe assez rapidement?—Le temps est bien long, messieurs, entre quatre murs!... ¹. »

Ces réponses ne ressemblent guère à celles que MM. de Beaumont et de Tocqueville ont consignées dans leur ouvrage; mais fussent-elles identiques, qu'on ne pourrait rien en inférer pour ou contre les effets moralisateurs des pénitenciers pensylvaniens. Les assertions d'un homme qui est renfermé entre quatre murailles, et qui, surtout, a beaucoup de temps à y rester encore, n'offrent aucune garantie de sincérité : le désir de se concilier la bienveillance des employés, l'espoir d'une commutation de peine, la crainte d'un redoublement de sévérité, lui commandent une extrême circonspection; le plus souvent ses paroles n'expriment pas sa pensée ².

---

¹ Ouvrage cité.

² Il y a mille à parier contre un que le nègre qui prétend se trouver si bien dans sa cellule à Cherry-Hill n'est qu'un hypocrite, qui espère, par ses paroles mielleuses, abréger sa détention.

J'en dirai autant de ce détenu de Genève, dont parle M. Christo-

et, quoi qu'il dise ou qu'il fasse, on ne saura réellement s'il est devenu meilleur que lorsqu'il aura été rendu au monde et à la vie privée.

Or, des faits de ce genre, on n'en fournit pas, et cela n'aurait rien qui dût nous surprendre, si l'on se pénétrait mieux de la presque impossibilité où l'on est de ne pas succomber, soit physiquement, soit moralement, à une longue détention cellulaire. L'histoire parle bien de quelques individus qui, comme le cardinal de La Balue ¹, le Masque de fer, le baron de Trenck, auraient été soumis, pendant un temps considérable, à toutes les horreurs du *carcere duro*, et y auraient résisté ; mais en supposant que les diverses circonstances qui se rattachent à la captivité de ces personnages célèbres

phe, et qui, après avoir passé quinze ans dans les anciennes prisons, où il avait été, suivant lui, atteint à diverses reprises d'aliénation mentale, fut soumis au régime cellulaire.

Cet homme répondait, quand on lui demandait si la solitude ne lui avait pas de nouveau altéré la raison : «Au contraire, monsieur, c'est cette solitude qui me l'a rendue. Je l'avais perdue *avec les pervers du monde ; elle m'est revenue avec Dieu seul*, car Dieu est venu au secours *du pauvre pécheur*, en m'envoyant *un de ses apôtres, le saint pasteur R..., pour chasser tout à fait le démon de mon âme, avec les impudicités qui la corrompent.*

» Voici environ quinze mois que je suis vraiment solitaire. Eh bien ! c'est seulement depuis ce temps que la divine religion chrétienne m'a pénétré de sa grâce. Oh ! c'est seulement le silence et la solitude qui peuvent *forcer la conscience à s'écouter.* »

Ce détenu, j'en suis persuadé, s'est moqué de M. Christophe, et n'affichait une ferveur si grande que pour amener le pasteur R... à réclamer sa mise en liberté.

¹ Le cardinal de la Balue fut tenu, pendant onze ans, dans une cage de fer, par ordre de Louis XI. Il en sortit, dit-on, bien portant, en 1480, et vécut encore onze ans, durant lesquels il se trouva mêlé à toutes les intrigues de l'époque.

soient toutes parfaitement avérées, l'époque contemporaine n'a peut-être pas un cas analogue à signaler ; on
n'est nullement en droit, du moins, de ranger dans
cette catégorie le prisonnier dont parle Lafayette [1], et
qui, après avoir passé vingt-cinq ans dans un cachot de
la Bastille, en sortit le 14 juillet 1789, car il était fou.
On ne devrait pas non plus y comprendre ce détenu
qui renfermé depuis onze ans à Cherry-Hill, y était
tombé dans un état d'idiotisme à peu près complet.
Voici ce que M. Charles Dickens dit de lui :

« Il y avait aussi dans la prison un matelot détenu
depuis onze ans, et qui allait être libre dans quelques
mois, onze ans de réclusion solitaire !...

» Je suis charmé d'apprendre, lui dis-je, que votre
temps est presque fini.

» Point de réponse. Il fixa ses mains, et arracha la
chair de ses doigts ; puis il leva un instant ses yeux sur
ces murs dépouillés qui avaient vu blanchir sa tête.

» Ne regarde-t-il jamais un homme en face ? deman-
dai-je au gardien qui m'accompagnait ; déchire-t-il toujours ses mains ? arrache-t-il souvent ainsi ses ongles ?

» C'est son humeur, monsieur, rien de plus.

» Je renouvelai encore ma question. — Il ne vous
répondra pas, monsieur. C'est aussi *son humeur* de ne
rien dire [2]. »

[1] Lettre du général Lafayette, datée de 1826, et publiée à la suite
du rapport de la société des prisons de Boston.

[2] J'ai souligné les mots *son humeur*, pour faire voir que les directeurs et les inspecteurs des pénitenciers américains ne publient pas
probablement tous les cas de folie ou d'idiotisme qui se déclarent
dans ces établissements. Je n'en veux pour preuve que ce détenu
qui, évidemment, était devenu *imbécile*, et qu'on persistait à porter
parmi ceux qui jouissaient de toute la plénitude de leur raison.

On objectera à ce sujet, sans doute, que M. Adsead [1] est en désaccord avec M. Dickens concernant ce prisonnier. Cela est vrai ; je sais que M. Adsead assure : 1° Que *Sam* (c'est le nom du détenu) était un misérable qui, ayant mérité la mort, fut condamné au maximum de la peine de l'emprisonnement cellulaire ; 2° qu'il détestait les Anglais depuis la guerre du Canada qu'il avait faite, et ne refusa de répondre à M. Dickens que par ce motif ; 3° qu'il sortit du pénitencier en parfaite disposition de corps et d'esprit, et aurait trouvé assez de force ensuite, pour, à l'âge de 70 ans, s'engager comme matelot pour une campagne dans l'Océanie.

Mais ce récit me paraît pour le moins empreint d'une évidente exagération, et ce serait le cas peut-être de lui appliquer le proverbe : *Qui dit trop ne dit rien.* M. Adsead trouvera, en effet, peu de lecteurs disposés à croire qu'un individu septuagénaire, et qui venait de passer onze ans en cellule, ait été jugé assez fort pour faire en qualité de matelot une campagne dans l'Océanie. D'un autre côté, il résulte de ces paroles de l'employé de la prison : « Il ne vous répondra pas, monsieur, c'est aussi *son humeur* de ne rien dire ; » que le vieux Sam avait pour habitude de ne répondre à personne, et que c'est plutôt là la cause du mutisme qu'il s'obstina à garder avec M. Dickens que la haine qu'il portait aux Anglais depuis la guerre du Canada.

Les pénitenciers pensylvaniens, selon moi, n'offrent aucun exemple de détenus qui, après dix ou douze ans de réclusion, en seraient sortis sains de corps et d'esprit. Il serait difficile, impossible peut-être, de trouver

---

[1] *Prisons and prisonners*, etc.

trois ou quatre personnes qui aient pu y séjourner impunément pendant six, sept, huit ou neuf ans. Les commissaires du gouvernement font grand bruit, je le sais,
du sixième et du septième rapports que les inspecteurs
adressèrent au sénat des États-Unis, en 1858 ; mais ces
rapports, faits à très-peu de distance l'un de l'autre, se
contredisent ; car si le n° 6 dit, et d'une manière générale encore : « Il y a maintenant à Cherry-Hill plusieurs
prisonniers depuis huit ans ; d'autres depuis six, d'autres depuis cinq ; » le n° 7, plus précis et plus explicite,
ne parle d'aucun détenu de huit ans, et donne les chiffres
suivants : « 1 détenu pendant six ans, 6 pendant cinq,
10 pendant quatre, 9 pendant trois. » Quand il serait
vrai d'ailleurs que le premier méritât toute confiance, il
n'est pas probable que les détenus depuis huit ans, dont
il est question, fussent nombreux, et je persiste à soutenir
qu'il serait difficile, impossible peut-être, de trouver trois
ou quatre personnes qui aient pu séjourner impunément
dans une cellule pendant six, sept, huit ou neuf ans. En
est-il ainsi pour les condamnés à deux, trois, quatre ou
cinq ans de prison ? Non, sans doute. Toutefois, si l'on
retranchait de ces derniers ceux qui contractent des maladies graves et longues, ceux qui meurent et ceux qui
deviennent fous ou idiots, on verrait que, même dans
ce cas, la solitude a des résultats déplorables.

Lorsqu'un individu n'a qu'une détention de courte
durée à subir, la certitude de la voir bientôt finir lui
donne le courage de la supporter ; il n'est pas extraor-
dinaire alors que ses réponses ne témoignent pas dès
l'abord d'une horreur profonde pour le régime cellulaire. Cependant ses idées se rembrunissent au fur et à
mesure que le temps s'écoule, et il est bien rare que sa

fermeté et sa résignation ne finissent pas par lui faire défaut. Tel était le cas d'un Allemand, condamné pour vol à cinq ans de réclusion, qui était à Cherry-Hill depuis deux ans, à l'époque où M. Charles Dickens le vit. Cet homme, avec des couleurs qu'il était parvenu à extraire d'une étoffe, avait peint entièrement les murs et le plafond de sa cellule. C'était enluminé de la manière la plus charmante. Il avait de plus arrangé avec un goût exquis les quelques pieds de terre attachés à sa cellule, et s'était réservé un petit parterre au milieu de cette façon de jardin [1]. Le goût et l'invention qu'il avait montrés dans tout ceci étaient admirables. Eh bien ! cet homme, qu'on aurait pu croire résigné, et qui probablement l'avait été jusque là, commençait à désespérer de ses forces et de lui-même, car tout à coup, ajoute M. Charles Dickens, « des larmes coulèrent de ses yeux, il prit à part un de ceux qui le visitaient, et de ses mains tremblantes le saisissant par l'habit d'une manière nerveuse afin de le retenir, il lui demanda s'il n'y avait nul espoir qu'on revînt sur sa cruelle sentence. Oh ! alors, ce que je vis était trop pénible à considérer, et jamais nul ne pourra voir une misère qui impressionne plus que la misère de cet homme. »

Une détention cellulaire de deux, trois, quatre ou cinq ans est, on le voit, plus pénible et plus douloureuse à supporter qu'on ne se le figure généralement. Au surplus, lors même qu'il serait démontré qu'elle

[1] Il est bon de rappeler qu'à Cherry-Hill les cellules du rez-de-chaussée s'ouvrent dans une cour de 7 à 10 mètres de long, et que, par conséquent, la réclusion y est plus facile à supporter que dans les pénitenciers où les détenus n'ont pour séjour qu'une cellule étroite, mal aérée, etc.

n'exerce pas d'influence fâcheuse sur le physique et le moral des prisonniers, il resterait à constater si l'isolement les a rendus meilleurs. Or, cela n'étant réellement possible qu'après leur rentrée dans le monde, et leur intérêt, bien entendu, les forçant à s'éloigner du lieu où ils ont subi leur peine, on conçoit qu'une fois rendus à la vie privée, on n'ait que des occasions fort rares de les revoir, s'ils ne sont pas arrêtés pour de nouveaux délits. Ce n'est guère que dans ce cas qu'on a la faculté de s'assurer s'ils ont retiré quelque fruit de leur réclusion. Mais si les récidives prouvent que ceux qui les commettent ne se sont pas améliorés, elles ne disent rien à l'égard des autres libérés, attendu qu'ils peuvent, les uns être assez adroits pour dérober leurs actes à l'œil vigilant de la justice, les autres changer de nom, quitter la contrée et se faire emprisonner ailleurs.

Les récidives, du reste, sont loin de prêter un appui quelconque au système qui nous occupe, car le treizième rapport des inspecteurs constate que le nombre total des condamnés entrés au pénitencier, depuis son origine jusqu'au 51 décembre 1841, a été de 1,480, dont 1,021 en 1re condamnation, 278 en 2e, 108 en 5e, 45 en 4e, 15 en 5e, 12 en 6e, 1 en 7e, 2 en 9e, ce qui fait près d'un récidif sur trois détenus.

Comme ce relevé porte sur des détenus provenant de diverses prisons, et ne peut, rigoureusement parlant, servir à nous édifier sur les résultats moralisateurs du pénitencier de Philadelphie, en voici un autre qui ne se trouve pas dans le même cas, et qui comprend cinq années [1] :

---

[1] Je l'ai extrait de l'excellente brochure que M. Lucas publia en 1844, et qui a pour titre : *Exposé de l'état de la question pénitentiaire en Europe et aux États-Unis.*

ANNÉES.	LIBÉRÉS GRACIÉS.	NOMBRE DES RÉCIDIVES.	PROPORTION SUR 100 LIBÉRATIONS.
1837	142	19	13, 38
1838	120	23	19, 16
1839	151	35	23, 17
1840	174	13	7, 47
1841	149	27	18, 12
	736	117	10, 49 soit 5 1/2 p. %

Ainsi donc, en ne se basant que sur les libérés sortis de Cherry-Hill, les récidives y seraient dans la proportion de 5 1/2 sur 100; mais ce chiffre, tout élevé qu'il est, devrait, à mon avis, l'être davantage, vu que, parmi les libérés d'une prison, il n'y a pas que ceux qui y rentrent qui retombent en faute; on en compterait sans contredit beaucoup d'autres, s'il était possible de savoir au juste ce que deviennent les détenus après leur libération; et ce ne serait pas aller trop loin que de dire que les récidives, dans le pénitencier de Philadelphie, ont été aussi nombreuses que dans nos bagnes.

A Lausanne, où 85 hommes et 18 femmes ont été, comme on sait, soumis au régime de Philadelphie, depuis 1854 jusqu'en 1842, les récidives, d'après le docteur Verdeil, auraient été de 50,84 sur 100 pour les hommes, et de 66,66 sur 100 pour les femmes. A Glascow, où l'emprisonnement séparé est pratiqué, ce mode d'emprisonnement exerce si peu d'influence sur les détenus, qu'il y en a qui sont entrés jusqu'à vingt, soixante et quatre-vingts fois. Un jeune homme de dix-huit ans avait encouru déjà vingt-deux condamnations. Une femme de trente-neuf ans avait subi quatre-vingt-une condamna-

tions et passé treize années au pénitencier. Pour expliquer
ces faits, il faut que l'on sache que la durée des séjours
à Glascow n'excède pas deux mois en moyenne, et qu'il
est une infinité de condamnations qui sont de deux ou
trois semaines seulement. M. Christophe a soin même
de s'étayer de cette circonstance pour atténuer autant
que possible la valeur des inductions qu'on pourrait tirer de ce qui se passe à Glascow; mais si l'encellulement avait les propriétés moralisatrices qu'on lui attribue, il me semble que, quelque courte que fût sa durée,
il devrait améliorer les détenus et non les rendre pires.
Son impuissance complète à cet égard est le meilleur
argument qu'on puisse opposer à ceux qui nous le présentent comme un moyen sûr d'amener le repentir et
l'amendement.

Maintenant je n'entends pas dire par là que les individus qui sortent d'un pénitencier ne sont pas susceptibles à l'avenir de vivre honnêtement et de manière à
mériter l'estime de leurs concitoyens : cette pensée assurément n'est pas la mienne; mais ce que je soutiens, ce
qui me paraît incontestable, c'est qu'on ne rencontre
nulle part la preuve que les hommes qui ont subi leur
peine dans une cellule, et qui se comportent bien ensuite, soient redevables de leur amélioration à l'isolement.

Jusqu'à nouvel ordre, par conséquent, on peut hardiment établir qu'il n'est en aucune façon démontré que
les prisons pensylvaniennes soient un moyen puissant
de moralisation. Nous savons que la santé s'y détériore,
qu'on y meurt, qu'on s'y tue, qu'on y devient fou ou
idiot; mais pour ce qui est de rendre les hommes meilleurs, on ignore complètement si elles en ont la pro-
priété.

Voilà la vérité sur Cherry-Hill et les établissements du même genre où la réclusion se prolonge au-delà d'une année.

Quant aux pénitenciers qu'on a construits dans plusieurs départements du royaume, et qui sont habités déjà, la règle de Philadelphie n'y est encore qu'imparfaitement suivie, et puis ils ont le défaut de ne recevoir que des condamnés à moins d'un an et un jour de prison, ce qui ne permettra jamais d'y apprécier les effets de la solitude à la suite d'une longue détention.

Cette création d'ailleurs mérite un blâme sévère, d'abord parce qu'elle n'est autorisée par aucune mesure législative [1], ensuite parce que des prévenus ou des condamnés pour de simples délits ne devraient pas être soumis à un mode de réclusion qui nous rappelle tout ce que le *carcere duro* du moyen âge avait de pénible et de froidement cruel.

Nous avons vu plus haut ce que M. le préfet du Morbihan dit des effets que la réclusion cellulaire à court terme a produits à Vannes.

---

[1] Ce qui lui a valu, de la part de quelques journaux, le reproche de constituer une *grave illégalité*.

La loi, dit l'un d'eux, condamne, quant à présent, les détenus à l'emprisonnement : elle ne les condamne pas à la cellule, et jusqu'à ce que les grands pouvoirs de l'État l'aient modifiée, il est de droit étroit pour tout le monde d'en respecter les prescriptions.

Il fut également question, en 1819, de réclusion et de solitude. Voici les belles paroles que M. de Serres, alors garde des sceaux, prononça à cette occasion : « Les magistrats doivent n'oublier jamais qu'un des droits les plus chers, une des libertés les plus précieuses, est la liberté individuelle ; que sous la charte qui les garantit, elle ne doit éprouver ni redouter aucune atteinte ; que personne, pour parler le langage de cette charte, ne peut être *ni poursuivi ni arrêté* que dans les cas prévus par la loi et avec *les formes* qu'elle a prescrites. »

Nous savons aussi qu'il y a eu dans la prison départementale de la Gironde, depuis l'époque de son ouverture jusqu'au 1er septembre 1844, c'est-à-dire dans l'espace d'un an :

6 cas de folie ;

2 cas d'idiotisme ;

4 cas de suicide ou de tentative de suicide, ce qui, avec celui du 3 novembre suivant, fait 5 ;

4 décès ;

181 malades.

En présence de ces résultats déplorables, n'y a-t-il pas lieu, je le demande, de regretter profondément qu'on se soit exposé à les voir se développer, et n'aurions-nous pas le plus grand intérêt à les empêcher de se reproduire ?

Nul n'est plus que moi, assurément, pénétré de l'urgence et de l'utilité d'une réforme pénitentiaire ; mais il faudrait que cette réforme fût un bienfait, une amélioration réelle, et l'on ne peut en conscience regarder comme tel un mode d'emprisonnement qui, dans l'espace d'un an et sur un nombre très-limité de détenus, a été cause d'accidents si graves et si nombreux.

La discussion solennelle dont le système pensylvanien a été l'objet à la Chambre des députés, les concessions du ministère et de la majorité sur le temps qu'il est permis d'y soumettre un prisonnier, dénotent clairement que ses partisans eux-mêmes pensent qu'il exerce une fâcheuse influence sur la santé. Si leur opinion n'eût pas été telle, ils n'auraient pas reconnu, par leurs votes et dans leurs discours, que la détention cellulaire agrandit la punition à ce point, que sa durée devra être abrégée d'un quart. Ils n'auraient pas non plus proposé ou accepté cet amendement qui porte que : « Les condamnés qui ne pourront supporter le régime cellulaire de jour et de nuit, seront autorisés à des communications, par décision du préfet, rendues sur l'avis du médecin et sur la demande du directeur [1]. » C'est qu'il est des choses qu'on ne peut nier sans fermer les yeux à l'évidence, et qu'avec un peu plus de franchise on avouerait que la réforme pénitentiaire, qu'on préconise, n'est en définitive qu'un moyen de répression plus nuisible à l'esprit et au corps des prisonniers que ceux dont on a usé jusqu'ici.

L'isolement, quoi qu'on en dise, est une peine plus dangereuse, et, partant, plus forte que celle des galères ; appliqué à la prévention et aux simples délits, il constitue une horrible aggravation de peine, un oubli patent des notions les plus vulgaires d'équité et de justice. Une nation aussi éclairée et aussi généreuse que la nôtre ne saurait vouloir ni souffrir qu'on y eût recours en pareil cas. Elle est d'ailleurs trop vive, trop gaie, trop ennemie du repos, pour s'accommoder d'un système qui a pour base le silence et l'inaction. Ce système ne serait pas plutôt définitivement établi parmi nous, qu'on éprouverait le besoin de s'en délivrer ; mieux vaut donc s'opposer à son adoption. Or, le moyen le plus sûr d'y parvenir, est de donner toute la publicité possible aux documents qui prouvent combien la réclusion solitaire est cruelle et difficile à supporter.

---

[1] Cet amendement peut être considéré comme le cri de la conscience des auteurs de la loi, qui reculent évidemment devant leur œuvre, et, comme le dit M. de Peyramont, il n'est autre chose que le renversement complet de cette malencontreuse élucubration.

Il n'est guère personne maintenant qui ne sache à
quoi s'en tenir sur les rapports et les statistiques qu'on
a, à si bon droit, nommés les *mensonges américains;*
mais ce qu'on ignore généralement et ce qu'il importe
de divulguer, c'est que les essais qu'on a faits en France,
et qu'on prétend militer de tous points pour la règle de
Philadelphie, lui sont, au contraire, on ne peut plus défavorables.

Ces essais n'ont abouti partout qu'à mettre en lumière
les inconvénients et les dangers de l'isolement. Nous ve-
nons de voir ce qu'ils ont produit à Bordeaux ; je ne
crains pas d'avancer qu'ils y auraient eu des résultats
plus désastreux encore, si le régime cellulaire y avait
été rigoureusement suivi, et surtout si l'on n'avait pas
pris le parti de laisser vaguer dans les préaux les détenus qui souffrent le plus de la solitude. Au mois de septembre 1844, David (celui qui avait voulu s'étrangler),
les femmes Marie Leblanc, Scadillon, et plusieurs autres dont j'ignore les noms, avaient la faculté de sortir
de leurs cellules et de se promener librement dans les
cours de l'établissement.

J'ajouterai, au sujet de certaines mutations qui ont
eu lieu dans la prison départementale de la Gironde,
que, malgré le mystère dont on cherche à les couvrir, il
serait, à la rigueur, possible d'en trouver le motif dans
des circonstances peu favorables à la réclusion individuelle ; mais il me faudrait, dans ce but, citer des
noms, des individus, des corporations, et je tiens avant
tout à ne pas m'engager dans la voie toujours si épi-
neuse des personnalités.

Quelles que soient, au surplus, les causes de ces mutations, il n'en demeure pas moins constant que les cas

de folie et de suicide se sont multipliés d'une manière effrayante dans notre pénitencier. Et qu'on ne vienne pas nous dire qu'il en était ainsi dans l'ancienne prison : les registres font foi à cet égard ; c'est à peine si, dans l'espace de quinze ou vingt ans, on a eu à y consigner deux ou trois faits de cette nature.

La détention cellulaire à court terme exerce donc, elle aussi, une influence très-fâcheuse sur la santé. Il est d'autant plus essentiel de le proclamer, qu'à la Chambre des députés, les adversaires les plus prononcés de la loi sur les prisons n'ont pas paru se douter que l'encellulement pût être nuisible, quand il n'avait pas plus d'un an de durée. Chacun d'eux a voté sur ce point, de concert avec le ministère. Ces mêmes hommes, qui comparaient les cellules à des tombeaux, et leur séjour à une mort anticipée, en tant qu'il s'agissait d'en faire l'application à de grands coupables, ont été unanimes pour que la prévention et les simples délits fussent passibles de ce genre de supplice.

C'est à ne pas y croire ; pourtant cela est, et il y aurait lieu vraiment de gémir sur la légèreté, l'irréflexion, l'incurie qu'on apporte parfois dans la confection de nos lois, si nous n'avions la ferme confiance que la Chambre élective, parfaitement éclairée maintenant sur les conséquences de son vote, ne demande pas mieux que de le retirer.

Le gouvernement lui-même, il faut l'espérer, sentira aussi la nécessité de déserter ou de modifier profondément son malencontreux projet de réforme pénitentiaire. Circonvenu, comme il l'a été jusqu'ici, par un petit nombre d'économistes, qui, dans un intérêt de système ou de position, se sont constitués les champions de la réclusion cellulaire, on conçoit qu'il ait pu se laisser aller à l'autorité de leurs noms et à un premier entraînement; mais aujourd'hui que l'expérience a parlé, aujourd'hui que les renseignements qui lui arrivent de tous côtés ont dû lui procurer d'autres convictions, il serait plus que blâmable de persister à réclamer la mise en pratique de la règle de Philadelphie dans nos prisons.

Tous les grands pouvoirs de l'État, du reste, ne se sont pas prononcés encore. Il en est un dont les véritables amis du pays attendent impatiemment la décision, et qui ne faillira pas à sa vieille réputation de sagesse, d'expérience et d'habitude des affaires. Il est plus que probable, en effet, que la Chambre des pairs repoussera le projet de loi sur les prisons. En tous cas, elle a trop le sentiment des instincts et du caractère national, pour ne pas modifier ce projet de telle sorte, que nous n'ayons plus la douleur de voir des gens présumés innocents, ou condamnés pour de simples délits, devenir fous, se tuer ou chercher à se tuer, par suite des tortures physiques et morales que l'isolement entraîne après lui.

Le bon sens, l'équité, la morale publique, s'opposent à ce que des prisonniers de cette espèce soient cloîtrés, murés dans une étroite enceinte. Une pareille pénalité est incompatible avec nos mœurs douces et polies, avec l'époque de progrès et de lumières où nous vivons. Elle n'est d'ailleurs *qu'une violation flagrante de cette loi naturelle, qui veut qu'il y ait un rapport sensible entre la faute commise et la souffrance infligée au coupable.* Cela seul devrait la faire rejeter.

Il y aurait bien encore quelques réflexions à faire sur les prisons où la réclusion cellulaire à court terme est seule mise en pratique ; mais je crois m'être suffisamment occupé d'établissements qui, ne permettant pas d'apprécier les effets de la solitude à la suite d'une longue détention, ne peuvent, dans aucun cas, prêter un solide appui au système de l'isolement tempéré par le travail.

Je reviens maintenant à ce dernier, et, pour reprendre la discussion au point où je l'avais laissée, je ferai observer que si les propriétés moralisatrices de la solitude ne sont pas démontrées, il est certain que la terreur qu'elle inspire au dehors n'empêche pas la perpétration des crimes. En effet, depuis que l'emprisonnement solitaire est en vigueur aux États-Unis, le nombre des détenus, au lieu de diminuer, ainsi qu'on l'avait prédit, n'a pas cessé de s'accroître. Le pénitencier de New-Jersey, qui ne renfermait, en 1836, que 113 prisonniers, en a reçu 141 en 1837, 163 en 1838, 166 en 1839 et 172 en 1840 ; dans le pénitencier de Philadelphie, et sans remonter aux trois premières années, qui pourraient passer pour un temps d'épreuve, on comptait 123 détenus en 1833, 183 en 1834, 266 en 1835, 360 en 1836, 386 en 1837, 387 en 1838, 417 en 1839 et 434 en 1840 [1]. Nous avons vu plus haut que sur 1,480 détenus qui sont entrés dans cet établissement depuis l'époque de son ouverture jusqu'au 1er janvier 1842, 460, ou 31 sur 100, étaient en état de récidive. Sur ces 460 récidives, il est vrai, la plupart avaient subi leurs précédentes condamnations dans d'autres prisons, mais nous avons vu aussi qu'en ne se basant que sur les libérés de Cherry-Hill, les récidives

[1] Tous ces détails sont tirés du journal le *Times,* numéro du 25 novembre 1843.

y sont dans la proportion de 5 1/2 p. 100. Ce chiffre est encore fort raisonnable, et M. Christophe l'a si bien senti qu'il ne néglige rien pour en diminuer la portée [1].

Si la réclusion cellulaire a eu de si tristes résultats aux États-Unis, en tant que moyen d'intimidation, il n'y a pas de motif pour qu'elle en ait de meilleurs sous ce rapport dans notre pays. D'un autre côté, il importe de bien se pénétrer que ce qu'on a dit relativement à la promiscuité et à ses dangers, ne devrait être accepté qu'avec réserve et circonspection ; non pas assurément que je doute que la réunion journalière des prisonniers dans un même lieu ne puisse être très-nuisible à quelques-uns d'entre eux : cela arrive trop souvent pour qu'il n'y eut pas mauvaise grâce de le nier. Toutefois il ne faut pas juger de la fréquence et de la gravité d'un pareil fait par ce que nous en ont appris les économistes qui se sont occupés de cette question ; celui surtout qui, après avoir calculé que le personnel de nos prisons se compose habituellement de 108,000 détenus, n'hésite pas à avancer que ce sont autant de voleurs, d'assassins, de brigands, de scélérats, dont la moitié rentre à peu près chaque année dans la société, et va de nouveau l'épouvanter de ses forfaits.

Ce n'est pas 108,000 condamnés que contiennent nos prisons ; il est probable qu'elles n'en renferment que 75 ou 76,000 , savoir : 7,000 aux bagnes, 19,000 dans les maisons centrales, et 49 ou 50,000 dans les autres prisons.

Sur ce nombre, on le voit, il y en a bien les deux tiers

---

[1] Voyez, au surplus, à ce sujet, la *Revue Pénitentiaire* que rédige M. Christophe lui-même, numéros d'avril, mai et juin, page 548.

qui n'ont commis que de simples délits, et c'est vraiment passer toutes les bornes que de nous les représenter comme autant de brigands, d'assassins, de scélérats, etc. On fait grand bruit depuis quelque temps de cinq ou six associations de bandits que la police a découvertes à Paris. Assurément rien n'est plus triste et plus affligeant que l'existence de ces repaires où l'on est en conspiration permanente contre la vie et la fortune des citoyens. Toutefois, on ne peut s'empêcher de remarquer que les associations dont il s'agit ne se composaient guère que de 30 ou 40 personnes, et que c'est bien peu, eu égard à une masse de 76,000 détenus.

Eussent-elles été, au surplus, de 100, 200, 300 malfaiteurs, qu'on ne serait pas en droit de juger par ceux-ci du reste des individus qui peuplent nos prisons. Une chose qu'il importe encore de noter, c'est que ce n'est guère qu'à Paris qu'il existe des *étrangleurs*, des *poivriers*, des *charbonniers*, des *endormeurs*, des *empoisonneurs*. La province est généralement exempte de ces effrayantes et monstrueuses associations. Or, en supposant que le régime cellulaire fût le meilleur moyen d'en délivrer la capitale, il ne serait pas juste d'y soumettre le reste du pays.

On aurait tort ensuite de prendre au pied de la lettre ce qu'un romancier célèbre nous révèle au sujet de nos prisons. L'intérieur de ces établissements n'est pas tel qu'il nous l'a dépeint; le tableau fantastique qu'il en a tracé n'avait d'autre objet que de profiter à une opinion, et mérite peu de confiance. La population des bagnes présente, il est vrai, plusieurs scélérats semblables à ceux dont parle M. Sue ; mais la masse n'est ni aussi mauvaise, ni aussi dégradée qu'il le prétend, et si, parmi les individus qui la composent, il en est beaucoup qui sortent pires qu'ils n'étaient à l'époque de leur condamnation, il n'est pas rare d'en rencontrer qui puisant dans les fers des enseignements utiles, mènent plus tard une vie régulière et remplissent tous les devoirs d'un bon citoyen. Le nombre de ceux-ci est plus grand qu'on ne pense; il le serait certainement davantage, si le délaissement, le mépris, les persécutions qui attendent les galériens dans le monde n'en contraignaient pas la plupart à en rester séparés.

Mon intention, je le répète, n'est pas de nier les inconvénients et les dangers que la réclusion collective entraîne après elle; je suis le premier à les reconnaître. Seulement, je crois qu'on les exagère, qu'on les exploite, qu'on en abuse, et qu'ils ne suffisent pas pour motiver le système pénitentiaire dont on veut nous gratifier. Un point également sur lequel il n'est pas inutile d'insister, c'est l'erreur dans laquelle sont une foule de personnes honorables, qui ne rapportent en quelque sorte la multiplication des crimes qu'au régime actuel de nos prisons. La promiscuité n'est malheureusement pas l'unique plaie qui mine l'ordre social. Il y a d'autres causes puissantes de démoralisation, parmi lesquelles figurent, en première ligne : le paupérisme, l'absence de foi religieuse, le relâchement des liens de famille et de l'autorité paternelle, une éducation au-dessus de la position de fortune et de rang qu'on est destiné à tenir dans le monde [1], les doctrines subversives que des novateurs

---

[1] L'une des causes qui contribuent le plus à entretenir et à augmenter le malaise social est, sans contredit, la faute que font une foule de pères de famille de donner à leurs enfants une éducation

politiques ou sociaux inculquent à la jeunesse inexpé-
rimentée et crédule ; celles plus funestes encore que
plusieurs littérateurs de l'époque semblent se complaire
à développer ; cette multitude de pièces de théâtre où
l'adultère, l'inceste, le viol, le meurtre, l'assassinat,
sont sinon justifiés, du moins si bien dépouillés de ce
qu'ils ont d'odieux et de révoltant, qu'on finit par les
trouver excusables, ou n'y rien voir que de naturel ; ces
romans, enfin, qui, pour quelques lignes sur certaines
lacunes qu'offre notre législation, reçoivent le titre de
romans moraux, alors que divulguant à toutes les classes
les énormités qui se commettent au milieu de la civilisation blasée et corrompue où nous vivons, ils les initient
à des mystères d'infamie et d'iniquité qu'elles auraient
dû toujours ignorer, et font germer ainsi dans plus
d'une tête l'idée, le projet d'un crime qui n'y seraient
jamais entrés sans cela.

Et puis, est-ce bien à la réclusion collective qu'il faut
attribuer les actes les plus coupables et les plus dignes

infiniment au-dessus de leur rang dans le monde, et peu en harmonie surtout avec la fortune qu'ils doivent leur laisser.

Il résulte de la différence totale de mœurs, d'usages, de goûts, qui
existe alors entre les enfants et leurs parents, que les premiers se
trouvent déplacés auprès des seconds, regrettent de n'être pas nés
dans une condition meilleure, prennent en haine le foyer paternel,
et finissent par l'abandonner, si toutefois ils ne font pas pire.

Une chose encore qui résulte de cette éducation inopportune, c'est
que les jeunes gens qui auraient fait des agriculteurs paisibles ou
des ouvriers intelligents et laborieux, ne réussissant pas à se créer
une position qui leur permette de satisfaire leurs besoins, leurs dé-
sirs, leurs penchants plus ou moins désordonnés, deviennent criminels, ou se jettent à corps perdu dans les utopies et les associations
qui leur promettent un plus bel avenir. Le communisme, le fourié-
risme, le phalanstérisme, etc., n'ont pas d'autre origine.

d'être punis, dont l'époque contemporaine a été le té- moin? Pour mon compte, je ne le pense pas. S'il est vrai, en effet, que des malfaiteurs émérites ont dans la capitale le monopole du vol et de l'assassinat, il l'est également que la plupart des grands criminels dont les journaux ont parlé depuis quarante ans (les assassins du malheureux Fualdès, Papavoine, Henriette Cornier, Éliçabide, Louvel, Pestel, le parricide Miquel, Ducros, Poulman, Chevreuil, Mme Lafarge, etc.), n'avaient mis les pieds dans aucune prison avant la perpétration des forfaits auxquels ils doivent leur célébrité.

Il est, n'en doutez pas, une foule de circonstances qui concourent à la reproduction des crimes d'une ma- nière tout aussi énergique que la promiscuité. Aussi, avant de se mettre en si grands frais de répression pour elle, eût-il été à désirer qu'on se fût bien pénétré que les individus qu'on veut lui soustraire ne constituent qu'une fraction minime de la société, et que celle-ci a plus à craindre des dissolvants moraux qui la travaillent en dehors des bagnes et des prisons.

Cette réflexion, si elle eût été faite, aurait probable- ment évité au gouvernement le reproche d'une grave illégalité ; au trésor, des dépenses ruineuses ; aux déte- nus, une peine qui n'était plus dans nos mœurs et dont on avait perdu jusqu'au souvenir. On aurait senti que, puisque tant de causes concourent à l'ébranlement de l'ordre social, il ne pouvait guère profiter à ce dernier qu'on ne prît en quelque sorte ombrage que d'une seule, et surtout qu'on cherchât à y remédier par des moyens dont le résultat le plus clair sera de tourmenter cruellement des malheureux sans les rendre meilleurs.

En résumé, on a eu tort jusqu'ici de ne s'être préoccupé, pour ainsi dire, que des dangers de la communauté; mais, ce qui mérite particulièrement d'être mis en lumière, c'est que ces dangers ont été exagérés, et que, lors même que le régime cellulaire n'aurait pas tous les inconvénients qu'on lui reproche, le besoin d'obvier à ceux de la réclusion collective ne suffirait pas pour donner le droit de l'adopter.

La promiscuité, par conséquent, ne prête pas un solide appui au système pensylvanien; elle lui échappe évidemment. En tout cas, son importance ne serait pas assez grande pour contrebalancer ce fait incontestable, qu'il résulte des considérations auxquelles je me suis livré dans ce travail:

1° Que le régime de Philadelphie exerce une très-fâcheuse influence sur le physique et le moral des détenus;

2° Qu'il intimide peu, et n'empêche pas la perpétration des crimes;

3° Qu'il n'a ni le privilége de moraliser les prisonniers, ni celui d'adoucir la pénalité souvent trop forte de nos lois, et n'est en réalité qu'un moyen cruel de répression.

J'en resterais là que j'aurais ébranlé jusque dans ses fondements la réforme pénitentiaire dont nous sommes menacés; mais cette question est trop importante, elle touche de trop près aux bases de l'ordre social, pour qu'il ne soit pas utile d'insister sur toutes les circonstances qui peuvent l'élucider et, partant, amener le rejet du projet de loi sur les prisons.

§ 1er.—Je vais donc me livrer à quelques considérations nouvelles, et, pour commencer, je rappellerai que les partisans de la réclusion cellulaire, frappés des ob-

jections puissantes qu'on a adressées au système pensylvanien, en sont venus à prétendre qu'il diffère essentiellement de celui qu'ils appellent le *système pénitentiaire
français*.

M. le ministre de l'intérieur lui-même n'a pas craint
de nous dire : « Notre pensée n'est pas de soumettre les
détenus à une séquestration complète, à une solitude absolue ; tel n'est pas le système du projet de loi, et c'est
là ce qui le distingue du système américain dont nous
n'adopterons pas les rigueurs. Nous voulons séparer les
condamnés de la société de leurs pareils, les tenir éloi-
gnés des mauvais exemples, des mauvaises relations ;
mais nous voulons en même temps multiplier autour
d'eux les relations morales et honnêtes [1]. »

Ainsi, suivant M. le ministre, le régime pénitentiaire
qu'on veut introduire en France ne devrait pas être as-
similé à celui de Philadelphie ; mais s'il y a quelque
chose au monde de clair et de palpable, c'est cette simi-
litude. Il suffit, pour s'en convaincre, de jeter les yeux
sur le parallèle suivant :

SYSTÈME PENSYLVANIEN.	SYSTÈME FRANÇAIS.
Ce système consiste dans l'emprisonnement solitaire de jour et de nuit, tempéré par le travail, les visites des employés de la prison, de l'instituteur moral, des membres du comité des inspecteurs, de plusieurs autres visiteurs officiels, la lecture de la Bible, etc. [2].	Ce système consiste dans l'emprisonnement solitaire de jour et de nuit, tempéré par le travail, les visites des employés de la prison, des sociétés de patronage, de l'instituteur, etc., les lectures, une promenade d'une heure par jour, etc.

[1] Exposé des motifs du deuxième projet de loi sur la réforme des
prisons, présenté à la Chambre des députés le 17 avril 1843.

[2] Voici ce que disent les inspecteurs de Pensylvanie, du régime
suivi à Cherry-Hill, dans leur onzième rapport:
« Quoique les prisonniers soient séparés les uns des autres, ils ne

D'après ce parallèle, on le voit, le régime pénitentiaire français ne diffère de celui de Philadelphie que
par la promenade dans l'une des cours de l'établissement. Or, ce correctif n'est pas à comparer à l'avantage qu'ont les prisonniers américains de jouir ou d'une
double cellule, ou d'une petite cour attenante à leur
cellule, et qu'il leur est permis de parcourir à volonté.
En France, les détenus n'auront la faculté de se promener que pendant une heure; en Amérique, ils peuvent
le faire toute la journée; ils peuvent aussi s'occuper de
menuiserie, de serrurerie, etc., tandis que les autres ne
pourront se livrer qu'à des travaux manuels (le filage,
le tricotage, etc.). S'il y a une différence entre les deux
systèmes, elle est en faveur de celui qu'on suit à Cherry-
Hill, c'est-à-dire du régime qu'on avoue implicitement
être trop rigoureux.

Je ferai observer, au surplus, qu'on doit juger le
projet de loi sur les prisons d'après le texte de ce projet,
et non d'après les considérants que le ministre a mis en
avant pour en pallier les rigueurs. On oubliera promptement les considérants. Le texte seul restera, et sera
strictement suivi. Or, ce texte porte :

« Art. 21. — Dans toutes les maisons de travaux for-

sont pas privés de communications avec leurs semblables. Pendant
le jour ils sont visités par leurs surveillants, soit pour leur apporter
leurs repas, soit pour les instruire dans leur profession, et chaque
fois, du reste, qu'ils ont besoin de les appeler; ils sont encore visités par le directeur du pénitencier, autant que cela lui est possible;
par l'instituteur moral dans l'exercice de ses fonctions; par les membres visiteurs du comité des inspecteurs, régulièrement deux fois par
semaine, et par tous les membres pendant le cours de chaque mois.
Outre ces soins de surveillance, ils sont encore occasionnellement
visités par un ou plusieurs visiteurs officiels autorisés par la loi. »

cés, de réclusion et d'emprisonnement, les condamnés seront, sauf l'exception indiquée ci-après, séparés les uns des autres pendant le jour et la nuit. Chaque détenu devra être renfermé dans un lieu suffisamment spacieux, sain et aéré.

» Art. 27. — Chaque condamné sera visité au moins une fois par semaine par le médecin et l'instituteur, l'aumônier et les membres de la commission de surveillance, et auront accès auprès des condamnés aux heures qui seront déterminées par le règlement de la maison.

» Art. 28. — Pourront être autorisés à visiter les détenus : 1° leurs parents; 2° les membres des associations charitables; 5° les agents des travaux; 4° toutes autres personnes ayant une permission spéciale du préfet du département.

» Art. 29. — Deux heures au moins par jour seront réservées aux condamnés pour l'école, les visites ci-dessus indiquées, enfin pour la lecture des livres dont le choix sera déterminé par la commission de surveillance. »

Il résulte évidemment de ces articles que les détenus resteront encellulés tout le jour et toute la nuit, sauf deux heures sur vingt-quatre, pendant lesquelles ils recevront les visites obligatoires ou prévues par l'art. 28.

Voilà ce qu'exprime, ce que veut le projet de loi amendé par la commission et par la Chambre des députés. C'est bien là, si je ne me trompe, le système pensylvanien. J'ajouterai que puisque le régime pénitentiaire qu'on nous propose est le même que celui de Philadelphie, et que celui-ci ne diffère de l'isolement absolu que par des correctifs tout à fait illusoires (voyez pag. 5), il est clair que ce que le projet de loi veut, que ce que le gouvernement demande, n'est autre chose qu'une seconde édition, revue, corrigée et un peu atténuée du *confinement solitary*, c'est-à-dire de ce système que tout le monde condamne, qu'on a abandonné partout, et sur le compte duquel M. Gustave de Beaumont s'exprime en ces termes : « Quel que soit le crime d'un coupable, on ne doit pas lui arracher la vie, quand la société ne veut que le priver de la liberté. Tel serait cependant le résultat de l'isolement, si un peu de distraction ne venait pas en adoucir la rigueur [1]. »

§ II. — J'ai déjà eu occasion de signaler le peu de sévérité que les commissaires du gouvernement ont apporté dans l'appréciation des documents que nous ont fournis les pénitenciers américains ; c'est le moment maintenant de revenir sur ce point, et de dire que leurs publications, voire même le rapport sur la réforme des prisons, présenté à la Chambre des députés en 1845, ont le défaut de ne parler que des faits recueillis à Cherry-Hill jusqu'en 1857, tandis que nous en possédons une foule d'autres plus récents, plus nombreux et beaucoup plus propres à nous éclairer sur les effets de la réclusion cellulaire.

J'insiste à dessein sur ces documents, parce que le ministère et ses délégués ne pouvaient ne pas les connaître, et qu'on a lieu vraiment d'être surpris qu'ils n'en aient avoué la réalité que lorsque les adversaires du projet de loi les ont forcés en quelque sorte de s'expliquer à ce sujet. Ce n'est pas, du reste, le seul reproche dont leurs préoccupations systématiques les ont rendus

[1] Gustave de Beaumont et de Tocqueville, *Système pénitentiaire*, 1831, page 43.

passibles, et l'on peut, à bon droit, s'étonner encore de les voir :

1° Citer en faveur de l'isolement continu la prison d'Eberbach, où l'on n'a jamais suivi que la règle d'Auburn [1] ;

2° S'étayer de la prison cellulaire de Bordeaux, bien qu'il y ait eu 6 cas de folie, 2 cas d'idiotisme et 5 cas de suicide ou de tentatives de suicide;

3° Se féliciter de la décision spéciale que la société royale de médecine de la même ville a prise à l'occasion du prix qu'elle avait proposé sur les systèmes pénitentiaires, alors que cette décision est formellement contraire au régime de Philadelphie [2] ;

4° N'emprunter au onzième rapport des inspecteurs des pénitenciers américains, que ce qui leur paraît en harmonie avec leurs principes, et retrancher ou taire ce qui y est relatif à l'augmentation toujours croissante des récidives [3] ;

5° Essayer enfin de prouver que la santé se rétablit

---

[1] M. de Tocqueville et plusieurs autres députés se sont étayés de la prison d'Eberbach. M. Christophe en a fait autant dans *la Presse* du 23 avril 1844; il s'en étaie aussi dans son ouvrage, page 112.

[2] Je puis en parler savamment : je faisais partie de la commission chargée d'examiner les mémoires envoyés au concours.

[3] On trouve dans l'excellent discours que M. Léon de Malleville prononça à la Chambre, le 25 avril 1844, le passage suivant : « Dans le onzième rapport des inspecteurs pensylvaniens, je vois une suppression, dont véritablement je ne veux pas m'expliquer la cause ou l'accident. Dans ce rapport, les inspecteurs se gardent bien de faire connaître quel était le chiffre des récidives; mais ils étaient tellement frappés de l'inconvénient de leur augmentation, que dans le même rapport ils exprimaient le vœu qu'une loi nouvelle vînt les réprimer. Certes, l'expression de ce vœu était plus éloquente qu'une *moyenne* ou qu'un *chiffre*. »

plutôt qu'elle ne se détériore dans les pénitenciers pensylvaniens, au moyen d'un rapport (celui du médecin de
Cherry-Hill pour l'année 1841) qui, ainsi que je l'ai démontré, constate qu'il y avait alors dans la prison un
malade sur deux détenus. (Voyez page 24.)

J'ajouterai, au sujet de certaines autorités qu'ils in-
voquent, que les jugements portés par les sociétés savantes, les conseils généraux et les congrès scientifiques,
ne méritent guère qu'on en tienne compte, attendu que
les unes et les autres n'avaient, pour apprécier le pro-
blème de la réforme des prisons, que des statistiques qui
n'allaient que jusqu'en 1837, et que celles qui sont re-
latives aux années 1838, 1839, etc., leur étaient incon-
nues.

C'est à tort aussi qu'ils cherchent à tirer avantage des
hommes de l'art qui se sont prononcés pour la réclusion individuelle et qu'ils se complaisent à énumérer. On
trouve sans doute parmi eux de très-grandes célébrités
médicales, mais en somme on peut les diviser en deux
séries, composées : la première, de médecins allemands,
suisses, italiens, anglais et américains, dont les ouvrages sont restés ignorés ou à peu près ignorés ; la seconde,
de médecins français qui n'ont presque rien écrit sur les
systèmes pénitentiaires, ou qui n'ont pas même étudié
cette question.

Je ferai observer, en outre, que le système pensylvanien, loin d'être en progrès aux États-Unis, y est devenu, au contraire, l'objet d'une réaction telle, qu'il n'y
a plus en quelque sorte que Cherry-Hill où il soit mis
en pratique : partout ailleurs on lui préfère celui d'Auburn ; qu'il a été abandonné à Lausanne, par arrêté du
gouvernement vaudois, du 27 avril 1843 ; qu'il n'est

plus appliqué qu'en guise de punition à Milbank, à Pentonville, et que la durée de l'emprisonnement solitaire y a été limitée à trois mois.

Ce n'est pas tout : il importe de signaler que des hommes du plus haut mérite (M. Lucas et M. Léon Faucher, parmi les économistes ; et MM. Coindet, Gosse et Verdeil, parmi les médecins) sont aujourd'hui ses adversaires déclarés.

M. Verdeil, qui a expérimenté ce système pendant huit ans au pénitencier de Lausanne, s'exprime en ces termes maintenant : « Quant à nous, naguère partisan zélé d'un régime qu'on nous assurait devoir régénérer les coupables et intimider les récidifs, nous qui avons coopéré avec confiance à son application, mais qui aujourd'hui voyons notre erreur, nous croyons remplir un devoir de charité en faisant connaître les vices de ce régime [1]. »

Un fait également qu'il est bon de consigner ici, c'est que la règle de Philadelphie, qui est l'œuvre d'une secte dont le puritanisme hypocrite a tardé trop longtemps à être démasqué [2], vient de trouver un redoutable antagoniste parmi les illustres prélats qui entourent le saint-siége, et qu'on tient pour les lumières de l'Église.

Monseigneur Charles-Louis Morichini a prononcé, à l'Académie catholique de Rome, un discours qui a eu en Europe un grand retentissement, et duquel il ré-

---

[1] *De la réclusion dans le canton de Vaud, et du pénitencier de Lausanne*, par le docteur Verdeil, etc.

[2] La secte des quakers, qui préside aux affaires de Philadelphie, et qui, sous le masque d'une simplicité antique, ne tendrait à rien moins qu'à faire revivre ce que le fanatisme d'un autre âge avait inventé de plus barbare en matière de pénalité.

sulte que l'opposition du catholicisme pour l'emprisonnement séparé n'est pas une opposition prise à un point
de vue étroit et exclusif, mais au point de vue élevé du
système pénitentiaire de l'Église, qui consiste dans le
repentir et l'exemple.

« L'invention du système pénitentiaire, dit-il, est
catholique, est romaine : elle vient des pontifes; elle a
son principal élément dans la religion, laquelle, asso-
ciée au silence, au travail, à la séparation nocturne,
peut opérer le véritable amendement des coupables. On
doit réputer comme anti-catholique le système pensylvanien de la séparation continue, lequel traîne d'ailleurs avec lui beaucoup d'autres inconvénients très-
graves, quant au travail, à la santé et aux bonnes
mœurs.

» Que Rome étende donc à toutes les prisons cette
réforme qu'elle a inventée... C'est alors que les prisons,
réalisant le double but de l'intimidation et de l'amendement, on pourrait leur appliquer cette sage maxime :
*Parum est improbos coercere pœnâ, nisi probos effi-
cias disciplinâ.* »

Voilà, sans contredit, de nobles et dignes paroles,
et lorsque des esprits brouillons semblent s'étudier à
faire naître entre le catholicisme et la philosophie des
causes de divorce et d'hostilité, on aime à voir un prélat
vénérable reconnaître loyalement les bienfaits qui peuvent résulter de leur concours mutuel.

Ainsi, c'est de Rome la catholique que s'élève une
voix éloquente contre le système de l'isolement, tempéré
par le travail; c'est avec l'assentiment du saint-siége
qu'on proclame qu'un régime pénitentiaire, pour être
bon, doit « s'inspirer à la fois de la pensée philoso-

phique et de la pensée catholique, et s'approprier, pour
la conversion du crime, les utiles traditions et les puissantes ressources de la discipline de l'Église. »

Que le gouvernement y réfléchisse donc : il ne s'agit
plus ici d'un pauvre hère qui n'a pour lui que du zèle
et le désir d'éviter à son pays une mauvaise loi, il ne
s'agit plus même des hommes éminents dont j'ai parlé
plus haut, mais d'une compagnie renommée parmi les
sociétés savantes de l'Europe, mais de l'Académie catholique de Rome, qui, prenant corps à corps le système pensylvanien, vient à son tour le déclarer *nuisible à la santé, funeste à l'intelligence, contraire au
vœu de l'humanité et de la morale.*

On est bien fort quand on a pour soi une si grande
autorité !... En tous cas, il y aurait de quoi suggérer la
pensée que puisque la réclusion individuelle est partout
l'objet d'une si vive répulsion, on serait plus que blâmable de ne pas la repousser. Ce n'est pas, en effet,
lorsque les contrées qui l'ont accueillie, les hommes
qui l'ont expérimentée, les corps savants qui en font le
sujet de leurs recherches et de leurs méditations, sentent la nécessité de l'abandonner, qu'on devrait s'effor-
cer de nous en gratifier.

On objectera à cela, sans doute, que le *congrès* qui
vient d'avoir lieu à *Francfort-sur-le-Mein* s'est prononcé à l'unanimité pour l'encellulement. Ce fait est
vrai ; toutefois ce qui en diminue beaucoup la portée,
c'est qu'il n'y avait en quelque sorte au congrès que des
partisans de la réclusion cellulaire, que l'opinion opposée n'y comptait que peu ou point de représentants, et
que le plus grand nombre des pénitenciers européens
dont on y appréciait les résultats étaient d'une origine

si récente, qu'on ne pouvait guère raisonnablement s'en étayer.

Malgré cela, le congrès a senti la nécessité de modifier le système de Pensylvanie, et les changements qu'il a introduits sont tels, qu'ils en font presque un tout autre système. Voici, du reste, un résumé succinct des délibérations de cette assemblée, que son secrétaire-général, M. le docteur Varrentrapp, a publié dans un journal allemand :

« Après de nombreuses séances, où toutes les questions que soulève la réforme projetée avaient été soumises à des discussions approfondies, le congrès a arrêté les résolutions suivantes : 1° Les prévenus doivent être soumis à l'emprisonnement solitaire, de façon qu'ils ne communiquent ni entre eux, ni avec d'autres détenus; le juge d'instruction, toutefois, pourra, s'il le juge convenable, permettre certaines communications à ceux d'entre eux qui en auront fait la demande; 2° l'emprisonnement cellulaire sera la règle générale pour tous les condamnés; mais il sera plus ou moins rigoureux, selon la nature des délits et des peines infligées, selon l'individualité et la conduite actuelle des prisonniers; tous seront occupés à des travaux utiles, feront journellement de l'exercice au grand air, recevront une instruction religieuse et scolaire, participeront aux cérémonies de leur culte respectif, seront visités par les ecclésiastiques, l'inspecteur et le médecin de la prison, ainsi que par les membres des commissions de surveillance, sans préjudice des autres visites qui pourront être accordées; cette résolution s'applique surtout aux emprisonnements de courte durée; 3° le système cellulaire est également applicable à la détention de longue durée;

mais il subira alors, plus encore que dans les cas de la précédente catégorie, tous les adoucissements compatibles avec le principe général de l'isolement ; 4° lorsque l'état physique ou moral d'un prisonnier l'exige, l'administration (sans doute sur la proposition du médecin) aura la faculté de le soumettre au régime le plus approprié à cet état, et, notamment, de lui accorder des rapports habituels avec d'autres personnes, mais jamais avec des détenus ; 5° l'introduction de l'emprisonnement solitaire, à la place de la détention en commun, doit avoir pour conséquence immédiate une réduction notable de la durée de l'emprisonnement, telle qu'elle est établie par la législation actuellement en vigueur. »

Le congrès, on le voit, regarde comme démontrée la faculté de procurer du travail aux détenus, de les visiter régulièrement et de leur donner une instruction professionnelle, morale et religieuse; mais, en admettant que tout cela fût d'une exécution facile, ce qui n'est pas, du moins selon moi (voyez pages 5, 6, etc.), il faudrait aussi tenir compte de la latitude qu'aura le juge d'instruction de permettre certaines communications, de la gradation de la peine, autorisée par la deuxième résolution; de l'exercice journalier et en plein air que feront les détenus; du pouvoir qu'aura l'administration d'accorder aux prisonniers des rapports avec d'autres personnes, lorsque leur état physique et moral l'exigera, etc., etc. Or, on ne saurait me refuser que de pareils adoucissements ôteraient à l'encellulement presque toutes ses rigueurs; ce ne serait plus ni le système de Pensylvanie, ni le système français; ce serait un tout autre système, et dès lors le vote du congrès de Francfort serait plutôt contraire que favorable au projet de loi sur les prisons.

Un point encore sur lequel j'éprouve le besoin de revenir, est la multiplication des crimes. Nous avons vu qu'elle va toujours croissant en Amérique et en Angleterre. En est-il de même en France ? On le pense généralement ; mais cette opinion a trouvé depuis quelque temps des contradicteurs, parmi lesquels je citerai M. de Molènes, juge au tribunal de première instance de la Seine.

Ce magistrat, en effet, prouve par des chiffres qu'on s'est alarmé trop vite, que la société actuelle a été calomniée, et que son état présent ne rend pas nécessaire les systèmes nouveaux dont on l'effraie. Selon lui, le nombre des hommes profondément corrompus, contre lesquels la loi entend déployer tout son appareil de rigueur, et qu'il appelle *récidivistes du crime après crimes*, ne s'élève pas à plus de 199. Ainsi ce serait, dit-il, pour garantir la société des atteintes que pourraient lui porter 199 scélérats, qu'on voudrait nous doter d'un système barbare, et dont le moindre défaut peut-être est de bouleverser notre législation pénale [1].

Il importe qu'on sache également que les statistiques que M. le marquis de Larochefoucauld-Liancourt communiqua à la Chambre, le 25 avril 1844, tendent à démontrer que si les crimes augmentent en Amérique, ils sont en diminution chez nous.

Mon intention n'est pas de reproduire les chiffres que l'honorable député du Cher a mis sous les yeux de

---

[1] M. de Molènes a été pendant trente ans organe du ministère public. C'est donc avec connaissance de cause qu'il peut parler de la criminalité et de la diminution qu'elle a éprouvée en France.

ses collègues ; il me suffira simplement de rappeler que ces chiffres ont tous été tirés du rapport que M. le garde des sceaux a rendu au roi, en 1843, et dont la conclusion est *qu'il y a une diminution notable dans le nombre des crimes et délits.* M. le comte Duchâtel, il est vrai, a émis une opinion diamétralement opposée ; mais il me semble qu'en pareille matière le témoignage de son collègue devrait l'emporter. M. le ministre de l'intérieur s'est à peu près d'ailleurs borné à affirmer ; celui de la justice, au contraire, n'a rien avancé qui ne fût fondé sur des documents irrécusables. Entre ces deux hauts fonctionnaires, donc, il n'y a pas à hésiter : le dernier mérite plus de confiance.

M. de Tocqueville, tout en reconnaissant l'exactitude des chiffres fournis par M. de Larochefoucauld, a prétendu qu'ils ne différaient des siens que parce qu'on avait réuni à la liste des crimes et délits communs celle des simples contraventions, c'est-à-dire de ces délits de convention, de ces délits spéciaux qui ne sont punis par la loi que de peines de simple police, et la plupart du temps d'une amende extrêmement faible ; mais il a oublié d'ajouter qu'après avoir réuni la totalité des accusations, son honorable contradicteur a présenté à la Chambre des députés le compte particulier des accusations en cour d'assises et celui des condamnations, de sorte qu'il a prouvé :

D'abord, que le nombre général des délits diminue chaque année ; ensuite, que le nombre des crimes les plus grands diminue aussi.

M. de Larochefoucauld a parlé encore de deux autres déclarations de M. le garde des sceaux, qui portent, la première, qu'il y a une diminution considérable dans le nombre des condamnations à des peines afflictives et infamantes (rapport au roi, 1845, page 22) ; la seconde, que le nombre des condamnations aux peines les plus graves a éprouvé une réduction notable (*ibidem*, page 11).

Ce n'est, on le voit, qu'avec des documents officiels que M. de Larochefoucauld procède à la démonstration de son système. Ce dernier, toutefois, n'est pas si solidement établi qu'il n'offre un côté faible, et l'on peut évidemment lui opposer que le suicide et l'homicide, motivés sur des circonstances qui ne paraissent pas en harmonie avec l'exercice normal de l'intelligence [1], n'ont jamais été aussi fréquents qu'aujourd'hui. On répond à cela, je le sais, que les faits de cette nature ne méritent pas le nom de crimes, et doivent être rapportés à la folie. Mais la doctrine qui enseigne qu'il y a des folies qui ne se manifestent que par les actes, c'est-à-dire qui commencent avec le crime et disparaissent immédiatement après sa perpétration, perd chaque jour de son crédit, et, en bonne morale comme en bonne logique, le suicide et le genre d'homicide qui nous occupe ne doivent pas être séparés des crimes proprement dits.

L'opinion de M. de Larochefoucauld est donc vulnérable sur un point. Il ne serait pas impossible qu'elle le fût sur d'autres ; mais je ne le crois pas, et mon avis est que, le point dont il s'agit excepté, on est parfaitement en droit de prétendre que les crimes diminuent en France.

[1] C'est-à-dire qui paraît inconciliable avec les antécédents d'un accusé, ou qui semble dépourvu d'un intérêt quelconque à le commettre.

Il n'y a, du reste, que M. de Molènes et M. de Larochefoucauld qui pensent que nous ne sommes pas en voie toujours croissante de démoralisation. Cette opinion est aussi celle de M. Vingtrinier, médecin en chef des prisons de Rouen, et de M. Poirel, avocat-général, qui ont démontré par des chiffres : le premier, dans un rapport lumineux sur la statistique des maisons de répression, publiée par le ministre du commerce, le second dans un travail remarquable sur la réforme cellulaire, que les crimes et les récidives sont en diminution chez nous.

S'il fallait enfin une preuve de plus qu'on calomnie l'époque actuelle à l'endroit de la criminalité, on la trouverait dans les tableaux présentés au roi par le garde des sceaux, sur la justice criminelle pendant l'année 1844. Ces tableaux, en effet, contiennent les deux paragraphes suivants :

« Le rapport du nombre des accusés est à celui des accusations, en 1844 de même qu'en 1843, comme 134 est à 100 : soit, en moyenne, 4 accusés pour 5 accusations. Ce rapport n'a presque pas varié depuis 1840, époque à laquelle il était de 157 accusés pour 100 accusations ; *d'où l'on doit conclure qu'il y a peu de tendance chez les malfaiteurs à s'associer pour commettre des crimes, et cette tendance paraît plutôt diminuer que s'accroître.*

» Si l'on rapproche le nombre des accusés jugés en 1844 du total de la population du royaume, on a en moyenne 1 accusé sur 4,757 habitants. On comptait en 1843 1 accusé sur 4,737 habitants. »

L'une des causes qui ont le plus contribué à suggérer la pensée que les crimes vont continuellement chez nous

en augmentant de fréquence et de gravité, est l'immense
publicité que la presse leur donne. Autrefois, quand le
royaume était à peu près dépourvu de journaux, les
trois-quarts des délits, des crimes ordinaires, voire même
des grands crimes, restaient ignorés des masses. C'est
à peine si les classes intermédiaires avaient des notions
un peu précises à leur égard. Mais à présent qu'il n'est
pas de village qui ne reçoive deux ou trois feuilles quotidiennes, et où, par conséquent, la nouvelle de tous
les crimes qui se commettent n'arrive chaque matin
par le courrier, on comprend qu'on ait dû insensible-
ment se laisser aller à cette idée, que s'il est si souvent
question de crimes en ce moment, c'est qu'ils sont plus
nombreux que du temps de nos pères. On comprend
également qu'on ait dû conclure à l'augmentation de
leur gravité, car les faits grandissent, se dénaturent, se
transforment, pour l'ordinaire, au fur et à mesure
qu'ils circulent et se répandent de proche en proche
dans un pays.

Maintenant est-ce bien là ce qui a lieu réellement?
Pour mon compte, j'en doute fort, et, sans vouloir faire
la société contemporaine meilleure qu'elle n'est, je ne
crains pas d'avancer que les siècles qui viennent de
s'écouler n'avaient rien à lui envier en matière de criminalité.

Quelle est en effet, l'espèce de malfaiteurs que nous
avons et qu'ils n'avaient pas?

Les étrangleurs? On étranglait jadis sur les bords de
la Seine et dans les rues de Paris, comme aujour-
d'hui.

Les endormeurs? L'histoire fourmille de faits qui
prouvent qu'on connaissait anciennement l'art d'endor-

mir les gens pour les voler, les tuer ou assouvir sur eux de brutales passions.

Les empoisonneurs? Aucun scélérat de nos jours n'a acquis.sous ce rapport l'effroyable célébrité des *Exili*, des *Brinvilliers*, des *Voisin*, etc.

Le drame du Glandier, dit-on, n'aurait été ni conçu ni effectué à une autre époque; mais si je ne me trompe, l'épouse d'un personnage parlementaire trouva pareillement dans une poudre blanche le moyen de provoquer son veuvage; et ce qui rend le rapprochement plus piquant, c'est que cette femme écrivait comme Mme Lafarge et faisait des vers comme Lacenaire.

Les siècles derniers, je le répète, n'avaient rien à nous envier en matière de criminalité; si l'on n'était pas pire alors, on n'était pas meilleur, et il serait temps vraiment qu'on cessât de dénigrer le présent au profit d'un passé qui ne valait pas mieux.

On aurait tort, du reste, de se figurer que je me fais illusion au sujet de la société actuelle; j'ai eu assez de contact avec elle pour ne pouvoir pas ignorer qu'elle n'a malheureusement que trop souvent à gémir des actes qui se commettent dans son sein; mais il ne faut pas non plus en rembrunir outre mesure le tableau, et partir notamment d'une erreur, ou tout au moins d'une flagrante exagération, pour travailler aux améliorations morales qu'elle réclame.

Je ne me suis occupé jusqu'ici que de l'influence que l'isolement, tempéré par le travail, exerce sur le physique et le moral des détenus, parce que ce point constitue la difficulté la plus sérieuse de la question pénitentiaire. Il n'est personne assurément qui ne convienne que l'état actuel de nos prisons réclame une réforme;

mais cette réforme doit être selon le vœu de l'humanité et de la morale. Or, le système qu'on nous propose tue l'esprit quand il ne tue pas le corps ; il faut qu'on le sache, qu'on s'en pénètre, qu'on en soit convaincu. C'est pour cela que j'ai mis un si grand soin à démontrer les inconvénients et les dangers de la réclusion cellulaire.

J'ajouterai maintenant que si le projet de loi sur les prisons est adopté, les établissements nouveaux qu'on sera obligé de construire coûteront une somme qui ne sera pas moindre :

Suivant M. de Larochefoucauld–Liancourt, de 200,000,000 fr.
— M. de Peyramont. . . . . . 150,000,000 »
Le ministre de l'intérieur la fixe de la manière suivante :

Prisons départementales. . . 26,000,000		
Maisons centrales 54,000,000	}	101,000,000 fr.
Maisons de travaux forcés. . 21,000,000		

Le chiffre du ministre ne me paraît pas assez élevé ; celui de M. de Larochefoucauld l'est trop. A mes yeux, l'évaluation de M. de Peyramont réunirait le plus de probabilités en sa faveur.

Ainsi donc, ce serait une dépense de 150 millions dont nous grèverions le budget, et cela pour n'aboutir qu'à faire des fous, des idiots, ou énerver les prisonniers de telle sorte, qu'à l'expiration de leur peine ils ne fussent plus propres aux travaux, mêmes légers, du corps et de l'esprit.

Une chose encore sur laquelle il est essentiel d'insister, c'est que les travaux auxquels on peut se livrer dans une cellule étant à peu près improductifs, les prisons pensylvaniennes sont de toutes les prisons les plus onéreuses pour un État; on n'en retire presque rien, tandis que celles où le régime en commun est mis en pratique, couvrent une partie ou la totalité de leurs dépenses ; quelques-unes même donnent du revenu.

Depuis le mois d'octobre 1829 jusqu'au 1er janvier 1842, la prison de Cherry-Hill a coûté, en dehors du produit des travaux exécutés dans l'établissement, la somme de 520,000 dollars, soit 1,712,000 fr.

Dans le même espace de temps, les cinq prisons de Wethersfield, d'Auburn, de Sing-Sing, de Charles-Town et de Colombus, administrées selon la règle du silence, ont rapporté, tous les frais payés, pour une moyenne de onze ans, la somme de 458,245 dollars, soit 2,344,610 fr.

On a reproché également au projet de loi sur les prisons de n'être pas franc et loyal, de mentir à ses principales énonciations, en d'autres termes, de consacrer l'identité des peines, alors que l'intérêt bien entendu de la justice, de la morale et de la société voudrait qu'elles fussent graduées et différenciées, de telle sorte que chacune d'elles fût proportionnée et en parfaite harmonie avec le genre de crime commis.

Ce reproche, quoi qu'on en dise, me paraît mérité. On aura beau mettre sur les nouvelles prisons : *Maison d'emprisonnement;— Maison de réclusion; — Maison de travaux forcés;* — dès le moment qu'il ne doit y avoir que des cellules dans ces établissements, et que les détenus ne pourront s'y livrer qu'à des travaux sédentaires, il est clair qu'on y subira la même peine [1].

---

[1] On a dit, il est vrai, que les condamnés aux travaux forcés seraient assujettis *aux travaux les plus pénibles;* mais outre que le

Ainsi, les condamnés pour de simples délits, les réclusionnaires, les galériens, les meurtriers, que des circonstances atténuantes auront soustraits à l'échafaud,
seront soumis à un seul et unique moyen de répression.
Il n'y aura entre eux d'autre différence que celle de la
durée de la détention, qui sera diminuée d'un quart
pour les uns et subie en entier par les autres, tant que
les peines continueront à être fixées par les lois exis-
tantes.

Ce n'est pas tout : comme le maximum de la durée
de l'encellulement est de dix ans, et qu'aux termes des
articles 381, 382, etc., du Code pénal, un vol, même
très-minime, fait avec escalade et effraction, peut en-
traîner une condamnation à dix ans de galères, il est évident que l'auteur d'un pareil acte serait tout aussi sévèrement puni que les parricides, pour lesquels nos jurés
philanthropes se montrent si habiles à trouver des motifs d'excuse et d'atténuation de peine.

Je ferai remarquer, en outre, que ces mêmes hommes
qui prétendent que la réclusion solitaire exerce une influence si favorable sur l'organisme, que plusieurs détenus entrés malades à Cherry-Hill s'y seraient
promtement rétablis, reconnaissent cependant qu'elle
ne peut être supportée plus de dix ans, et, partant,
qu'elle est plus nuisible à la santé que la réclusion collective. Dès lors, il devenait nécessaire de diminuer le

projet de loi est muet sur ce point, on a oublié de nous fixer sur ce
qu'il faut entendre par ces mots : *travaux les plus pénibles*. Quant
à moi, jusqu'à ce qu'on nous ait édifiés à ce sujet, je persisterai à
prétendre que les seuls travaux auxquels on peut se livrer dans une
cellule, sont le filage, le tricotage, le tissage, la cordonnerie, la
couture, etc.

temps de la durée des peines, et c'est ce qu'on a fait, en décidant « que le temps passé dans l'emprisonnement individuel, tel que la présente loi l'a réglé, par les individus qui auront été condamnés avant sa promulgation, sera compté dans la durée de la peine pour un quart en sus de l'emprisonnement réellement subi. » Mais comme le Code ne contient rien de relatif à cette réduction, il en résulte que, par une disposition spéciale de la loi, on consacrera qu'il y aura deux peines : l'encellulement, et l'ancien régime des prisons. D'un autre côté, comme il s'écoulera peut-être vingt ou trente ans avant que les pénitenciers puissent définitivement remplacer les prisons actuelles, il faudra qu'une ordonnance royale détermine les ressorts dans lesquels devra être appliqué le système de l'isolement. Ainsi, il y aura des lieux où le régime cellulaire sera mis en pratique, d'autres où le régime en commun continuera à être suivi. Dans ce gâchis pénal et judiciaire, que fera le juge? Évidemment il ne pourra que prononcer la peine. Quant à la manière dont elle devra être subie, ce sera l'administration qui le décidera ; c'est elle qui aura à opter entre l'ancienne peine et la nouvelle. Or, si l'on réfléchit qu'un pareil acte est essentiellement judiciaire, on s'apercevra sans difficulté que ce sera un pas de plus fait vers l'association de l'administration à la justice, chose qu'un législateur sage devrait à tout prix éviter.

Une disposition encore du projet de loi, bien propre à nous édifier, est celle qui établit que le maximum de la durée de l'encellulement sera de dix ans, et que, passé ce terme, les prisonniers seront admis au régime du travail en commun, ou déportés, ce qui, en définitive, n'est qu'une double et cruelle mystification.

Dans le premier cas, en effet, on replace le détenu dans le foyer de corruption d'où l'on s'était naguère montré si soucieux de l'éloigner, et on lui tient implicitement ce langage : Nous avons eu l'air jusqu'ici de vouloir vous corriger ; mais une preuve que ce n'était qu'une plaisanterie, ou, si vous préférez, le moindre de nos soucis, c'est que nous vous réintégrons dans les lieux où vous vous étiez perverti, et où, sous l'influence des mêmes exemples, vous ne pouvez manquer de vous corrompre de nouveau.

Dans le second cas, et cela est tout aussi grave, on demande une chose qui ne saurait recevoir d'exécution. On peut, en effet, défier hardiment le ministère, la commission, les partisans, en un mot, de l'emprisonnement individuel, de montrer un détenu qui, après avoir passé dix ans dans une cellule, en soit sorti sain de corps et d'esprit. Si donc on persistait à proposer de n'appliquer la déportation qu'aux condamnés qui auront subi dix ans de réclusion solitaire, ce serait se moquer des chambres et surtout du pays, car, dans cette hypothèse, on n'aurait jamais à déporter, ou, si l'on aime mieux, à *transporter* que des malheureux devenus fous, idiots, crétins, ou d'une santé tellement délabrée, que ceux qui résisteraient au voyage se trouveraient dans l'impossibilité absolue de se livrer à un travail quelconque.

La Chambre des députés, il est vrai, a adopté un amendement, en vertu duquel les condamnés passibles de la déportation pourront être transportés, au bout de six, sept, huit ou neuf ans, suivant qu'ils se trouveront plus ou moins mal de la solitude ; mais cette disposition de la loi ne pouvant être mise en pratique qu'après coup, qui décidera s'il y a lieu d'y recourir ? Le juge ?

Il me semble que l'arrêt une fois rendu, le condamné cesse de relever de lui en quoi que ce soit. L'administration? J'ai déjà dit qu'on devrait, à tout prix, éviter de l'associer à la justice. Remarquez, en outre, que la loi, ne donnant la faculté de déporter que les grands criminels et les réclusionnaires, il se présenterait souvent cette éventualité, que les meurtriers, les assassins, les parricides non condamnés à mort, et qu'on déporterait au bout de cinq ans, par suite de l'influence fâcheuse que l'encellulement aurait exercée sur leur santé, seraient, par cela même, infiniment mieux traités que les condamnés correctionnellement qui auraient plus de cinq ans d'emprisonnement individuel à subir. Une loi où les peines se trouveraient réparties d'une manière si arbitraire et si inique ne serait pas digne de figurer dans le code d'un peuple civilisé.

Une dernière réflexion, enfin, que je me permettrai de faire au sujet du projet de loi sur les prisons :

C'est qu'ainsi que le dit *sir Michel Potter*, il n'y a ni rang, ni condition, ni droiture de cœur, ni prudence, ni circonspection qui puisse donner à qui que ce soit le droit de conclure qu'il est pour toujours désintéressé dans la question.

C'est qu'avec les imperfections de notre législation, il n'y a pas un citoyen qui ne puisse être momentanément encellulé; et quand je dis momentanément, je suis modeste, car il y a des préventions qui se prolongent six mois, un an, et quelquefois peut-être davantage [1].

---

[1] Nous avons vu précédemment que Jean-Marie Thomas fut déclaré innocent après une prévention de six mois. Le nommé François Jardy, emprisonné pour cause de vol dans une église,

Les personnes qui s'occupent de la réforme des prisons négligent trop de considérer le système pensylvanien sous ce point de vue. Elles ne se pénètrent pas assez non plus que ce système est un moyen terrible de persécution , de vengeance et de despotisme. Quand un homme est en cellule, il est mort au monde , il est enterré vivant. On peut le vexer, le torturer , commettre sur lui les plus affreux excès : nul n'entend ses cris ; aucun être sensible n'est témoin de ses douleurs!..... Mais, dira-t-on, et les magistrats, et l'administration ? Eh ! mon Dieu ! je suis le premier à reconnaître que le gouvernement, comme ses subdélégués , sont animés des sentiments les plus généreux, des intentions les plus pures et les plus honorables ; je rends même justice à ces économistes humanitaires qui, de la meilleure foi du monde , nous proposent un mode de pénalité qui tue l'esprit quand il ne tue pas le corps , et appellent cela *une amélioration;* mais la vérité est qu'on peut dérober aux yeux clairvoyants certains faits, certains actes dans les pénitenciers.

Qu'on y réfléchisse bien : ce n'est qu'au bout de quinze ans qu'on est parvenu à être instruit des punitions bizarres ou cruelles, atroces ou hors de la nature, qu'on infligeait aux détenus dans la prison de Philadelphie. Il a fallu tout le courage, toute la persistance de M. le marquis de Larochefoucauld-Liancourt, pour acquérir la connaissance des mauvais traitements, des véritables supplices auxquels ont été soumis des prisonniers, soit au Mont-Saint-Michel , soit dans d'autres

fut acquitté le 21 juin 1844 ; il y avait un an juste qu'il était en prison : il avait passé huit mois en cellule dans notre pénitencier.

maisons de détention '. Or, si de pareilles énormités ont pu être commises de nos jours, sous nos yeux, à l'insu du pouvoir, qui, je me plais à en convenir, en a témoigné la même indignation que nous, que serait-ce si nous avions à la tête des affaires des hommes peu scrupuleux, et qui, sous le rapport du respect des lois, ne présentassent pas toutes les garanties désirables ?

Il faudrait également qu'on se pénétrât mieux qu'il est des circonstances où l'imprévu arrive tout aussi fréquemment que le prévu et le vraisemblable, et où, partant, on n'est pas sûr de ne pas subir le lendemain les conséquences de ce qu'on a fait la veille. L'histoire fourmille d'exemples qui prouvent que les inventeurs ou les promoteurs d'innovations en matière de pénalité en ont été parfois de lamentables victimes. Avis donc à ces hommes qui voteraient d'enthousiasme la loi sur les prisons, ou qui, dans l'Eldorado politique où ils passent leur vie, travaillent à la confection des lois avec un laisser-aller et une insouciance qu'on ne peut expliquer que par l'arrière-pensée qu'ils n'auront jamais à en supporter les rigueurs.

Une dernière raison enfin qui me porte à repousser l'emprisonnement individuel, c'est que, dans ces moments de troubles et de confusion où se jouent les destinées des empires, il pourrait être un moyen de répression plus redoutable que les fusillades et l'échafaud. Rien assurément n'annonce que nous soyons menacés de pareilles calamités ; mais si, ce qu'à Dieu ne plaise, la France était assez malheureuse pour revoir de mau-

---

' Voyez le discours si plein de faits et de consciencieuses recherches, que M le marquis de Larochefoucauld-Liancourt prononça à la Chambre des députés lors de la dernière session. (*Moniteur* du 26 avril et du 1ᵉʳ mai 1844.)

vais jours; si les partis devaient encore se disputer le sol sanglant de la patrie, les pénitenciers ne pourraient-ils pas devenir des tombeaux anticipés pour ceux que la fortune n'aurait pas servis? Dans ces temps de haines vivaces, d'immenses colères, de délirantes passions, le vainqueur n'y renfermerait-il pas le vaincu, d'abord pour s'en délivrer, puis pour jouir de ses tortures, puis pour lui dire, comme Tibère à des Romains qu'il tenait captifs : *Je vous exècre trop pour vous faire mourir.*

Voilà, je le répète, un point de vue sous lequel on néglige trop d'envisager le système pensylvanien, et que les partisans comme les adversaires de ce système ne sauraient assez méditer. On ne s'était occupé, pour ainsi dire jusqu'ici, que de ses résultats, en tant que moyen d'intimidation, et de réforme : il importait qu'on sût ce qu'il pourrait être à une époque d'anarchie et de désordre, voire même avec l'exercice régulier des lois, s'il y avait au timon de l'État des hommes disposés à abuser de leur pouvoir.

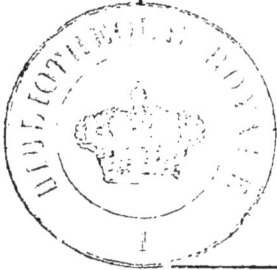

DEUXIÈME PARTIE.

DES MODIFICATIONS QU'IL Y AURAIT A APPORTER AU RÉGIME ACTUEL DE NOS PRISONS.

Mon but, en publiant ce travail, n'était d'abord que de démontrer les inconvénients, les vices, les dangers du système de Philadelphie, de même que son inefficacité complète en tant que moyen de moralisation. Je pensais que ce qui importait le plus en ce moment était de devancer la clôture de la discussion des Chambres sur un point d'économie sociale qui ne présente encore que doutes et qu'obscurité, et dont tout citoyen a le devoir de surveiller la solution, car, on ne saurait trop le répéter, il n'y a pas un individu en France qui, avec les imperfections de notre législation, ne puisse être momentanément encellulé.

Mais j'ai réfléchi qu'en en restant là, ma tâche ne semblerait pas complètement remplie, et que, puisque je repoussais les pénitenciers pensylvaniens, il était naturel que j'essayasse de leur substituer quelque chose de plus satisfaisant. Après avoir démoli, il faut, comme on dit, reconstruire.

Dans cette vue, je commencerai par faire observer que ce qui a le plus contribué à retarder la solution de la question ardue dont il s'agit ici, c'est que le gouvernement, de même que les savants et les économistes qui s'en sont occupés, partent tous de ce principe, *qu'en fait de réforme pénitentiaire, il n'y a d'acceptable et qui vaille la peine d'être discuté que la règle d'Auburn et celle de Philadelphie.* Les uns sont pour la première, les autres pour la seconde. Personne, que je sache, n'a songé encore à se demander, sérieusement du moins, si, en dehors de ces deux systèmes, il ne s'en trouverait pas un troisième qui méritât de leur être préféré. Or, c'est, si je ne me trompe, ce que je serai assez heureux pour démontrer.

Mais avant d'aller plus loin, et pour n'avoir pas à revenir sur ce point, j'éprouve le besoin de dire que si j'avais à opter entre l'isolement de jour et de nuit, tempéré par le travail et le régime du silence, je n'hésiterais pas à me prononcer pour celui-ci, parce qu'il est plus facile à supporter, parce que les pénitenciers où il est suivi comptent moins de décès, moins de maladies, moins de cas de folie, et que s'il ne remédie qu'imparfaitement aux inconvénients de la réclusion collective, il a en revanche l'avantage de ne pas trop aggraver la pénalité souvent si forte de nos lois.

Une chose, en outre, qui me porterait à lui donner la préférence, c'est qu'il n'est pas onéreux pour l'État; car tandis que, de 1829 à 1842, la prison de Cherry-Hill a coûté, en dehors du produit des travaux exécutés dans l'établissement, la somme de 320,000 dollars (1,712,000 fr.), dans la même période, les cinq prisons de Wethersfield, d'Auburn, de Sing-Sing, de Charles-Town et de Colombus, conduites selon la règle du silence, ont rapporté, tous frais payés, pour une moyenne de onze ans, la somme de 438,245 dollars (2,344,600 francs).

Ainsi donc, le système d'Auburn est supérieur à celui de Philadelphie; mais il ne suit pas de là qu'on doive l'adopter. Il consacre d'ailleurs l'unité des peines. Ce défaut seul suffirait pour me déterminer à le repousser.

Cela posé, et sans préambule, voici quelles devraient être, à mon avis, les bases de notre législation pénale :

1° La peine de mort pour tous les cas prévus par le Code qui nous régit;

2° La déportation pour tous les condamnés à la peine des travaux forcés;

3° La réclusion cellulaire pendant la nuit, avec travail en commun durant le jour, sans l'obligation de garder le silence, pour les crimes et délits qui sont en dehors de ces deux catégories.

Je maintiens la peine de mort, parce qu'elle est le frein le plus puissant qu'il soit possible de mettre à la perpétration de certains crimes. Cela est si vrai, qu'il n'y a pas une cour royale où l'on n'ait acquis la certitude qu'une foule de malfaiteurs ne reculent devant l'accomplissement d'un meurtre ou d'un assassinat, que pour ne pas courir la chance de porter leur tête sur l'échafaud. Personne n'ignore ensuite que la discussion inopportune qu'une philanthropie malentendue souleva dans les Chambres, en 1830, sur la peine de mort, ayant fait croire aux basses classes qu'elle ne serait plus appliquée, les crimes contre les individus se multiplièrent dans une proportion si effrayante, que la clémence royale dut momentanément cesser de s'exercer, et qu'on sentit la nécessité d'ordonner que plusieurs condamnations capitales, les unes anciennes, les autres toutes récentes, eussent immédiatement leur cours.

Pour ce qui est de la déportation, que je serais d'avis de substituer à la peine des galères, je la considère comme le meilleur moyen de nous délivrer de ces malfaiteurs incorrigibles et redoutables, qui, dans les bagnes, s'érigent en professeurs de crimes, et qui rendus à la vie civile, ne manquent presque jamais de commettre de nouveaux forfaits.

Les colonies pénales n'auraient pas seulement l'avantage de purger le pays d'une foule d'hommes pervers et dangereux : elles seraient encore une voie puissante d'amélioration, d'abord, parce qu'elles laisseraient aux condamnés l'espoir et la possibilité de parvenir à vivre tranquilles dans des lieux où leurs actes antérieurs ne deviendraient pas pour eux une cause de répulsion ; ensuite parce que le travail forcé auquel ils se livreraient journellement modifierait peu à peu le moral, les habitudes du plus grand nombre, et finirait souvent par les amener à prendre le goût de l'ordre et de la vertu.

Les économistes qui soutiennent que les colonies pénales ne sont, en réalité, que des repaires de brigands et de scélérats, n'ont pas réfléchi, sans doute, que celle que les Anglais ont établie dans la Nouvelle-Galles est parvenue à un degré de prospérité véritablement fabuleux.

En 1788, on y expédia pour la première fois 592 condamnés ; aujourd'hui, il y en a 30,000 subissant leur peine annuellement dans différentes conditions de pénalité : les uns travaillant pour l'État, quelques-uns en prison ; d'autres, demi-libres, travaillant chez les colons.

Naguère encore, elle ne comptait presque que des convicts ; aujourd'hui, sa population libre ne s'élève

pas à moins de 250,000 âmes; elle paie un tribut
de 1,500,000 fr. pour les douanes, exerce une marine
considérable, et, comme dit le *London Magazine*, pro-
met à la Grande-Bretagne, dans le cas où les Indes
viendraient à lui manquer, *une prodigieuse machine
coloniale* [1].

Rien ne prouve mieux l'efficacité d'un système qu'un
pareil succès. En tous cas, on aurait tort de prétendre
que celui-ci n'est dû qu'à ce que la population de la
contrée se compose d'émigrants plutôt que de condamnés. Cette assertion, je ne crains pas de l'avancer, est
d'une complète inexactitude : il est de notoriété, du
reste, que l'émigration n'est devenue considérable à
Port-Jackson qu'après que les condamnés y ont eu jeté
les germes de sa prospérité commerciale, et qu'on a pu
le croire un centre d'affaires susceptible de tenter les
spéculateurs. On aurait tort également d'insister sur
deux enquêtes faites par la Chambre des communes,
l'une en 1831, l'autre en 1838, qui, assure-t-on, ont
si bien mis en lumière les vices et les inconvénients de
la déportation, que le comité nommé à cet effet con-
clut à son rejet immédiat. Il n'y a pas de pays, de
parlement, d'assemblée délibérante, où il ne se trouve
des comités pour innover et pour détruire. L'Angleterre, de même que la France, fourmille de gens mé-

[1] Pour donner une idée du degré de prospérité auquel est parvenu
Sidney, il suffira de dire qu'on y remarque une foule d'établissements
publics, parmi lesquels on cite : *Australian-College, Sidney-Col
lege, une école des arts mécaniques et de commerce, une société d'a
griculture et d'horticulture, un jardin botanique.* Il y a cinq ga-
zettes, un journal et deux almanachs. On y remarque encore l'hôtel
du gouvernement, l'église principale, des magasins magnifiques, les
casernes, le théâtre, les prisons.

contents du présent et du passé, qui n'approuvent que l'avenir et qui nous mèneraient fort loin, si on se laissait aller à leurs rêves de réorganisation sociale. Dans le cas actuel, au surplus, le vœu du comité, dont on argue, a fait si peu d'impression sur le ministère et les Chambres britanniques, qu'on y songe plus que jamais à maintenir les établissements de l'Australie. Ce qui le prouve, c'est que la prison modèle de Pentonville n'a été créée que dans le but de servir de *discipline d'épreuve* pour les condamnés à la déportation, les résultats de leur conduite au pénitencier devant déterminer la classification dans laquelle ils seront placés à leur arrivée à Botany-Bay.

Les adversaires des colonies pénales leur reprochent aussi de ne pas constituer un châtiment proportionné à la gravité des crimes qui en rendent passible, et par conséquent d'être aux yeux de beaucoup de malfaiteurs plutôt un bienfait qu'une punition. Cette objection est plus spécieuse que solide. Pour mon compte, il me répugnerait infiniment de penser que l'homme qu'on arrache à sa famille, à ses goûts, à ses habitudes, pour le transporter aux limites de la terre et le forcer de s'y livrer aux travaux les plus rudes, ne se croit pas sévèrement puni. Quelque abruti que soit cet homme, le souvenir de ses proches, le regret d'une vie oisive et de désordre, l'impossibilité de satisfaire ses bonnes comme ses mauvaises passions, ne tardent pas à l'assaillir et à le tourmenter. Et puis, il faut avoir quitté nos douces contrées, il faut avoir été incertain d'y revenir un jour, pour sentir combien elles nous sont chères, et combien on doit être malheureux de vivre avec la presque conviction de ne plus les revoir!... Que de marins, que de militaires sont morts, aux époques de la république et de l'empire, en murmurant, comme cet Argien dont parle Virgile, le nom du lieu qui les avait vus naître[1]!... La nostalgie enlevait par centaines les infortunés qui, des pontons de l'Angleterre, découvraient en quelque sorte leur patrie, et mouraient désespérés de ne pouvoir y rentrer. Or, si des marins, si des soldats, des prisonniers de guerre ont eu tant à souffrir du séjour forcé sur le sol étranger, à qui persuadera-t-on que les misérables qui vont payer leur peine aux antipodes de leur pays natal, s'y trouveront mieux que dans les bagnes ou les pénitenciers? Cela n'est ni probable, ni possible, et tout me porte à présumer qu'ils ne négligeront rien pour éviter d'y aller.

On a prétendu encore que la vue des libérés qui reviennent parfois des colonies pénales avec de la fortune ou un certain pécule, est moins propre à intimider qu'à inspirer le désir d'être déporté; mais outre que l'espoir d'arriver à un état d'aisance par le travail et une bonne conduite serait peut-être le meilleur moyen de moraliser un criminel, les cas de ce genre sont si rares, qu'on n'a guère à redouter l'influence qu'on les suppose capables d'exercer sur l'esprit des malfaiteurs.

Il est à remarquer, au surplus, qu'à toutes les époques les nations ont éprouvé le besoin de rejeter leur écume au dehors : Rome exilait ses criminels sur le Danube, sur l'Euphrate et le Pont-Euxin ; l'Angleterre les transporte dans la mer du Sud ; la Russie en Sibérie ; la France a eu aussi un lieu de déportation, et il

---

[1] Qui ne se rappelle ce vers si touchant de l'*Énéide* :

Aspicit, et dulces moriens reminiscitur Argos (liv. x).

existe peut-être encore des personnes qui pourraient nous dire par expérience combien le séjour de Sinamary était dangereux pour la santé.

La déportation n'est donc pas un système nouveau. Elle a pour elle la consécration des siècles, et, au lieu de l'adopter ou de la repousser à peu près sans examen, ainsi qu'on le fait maintenant, on devrait s'attacher à l'étudier, à l'approfondir, afin de pouvoir la modifier de manière qu'elle constituât réellement la punition la plus forte après la peine de mort.

Le système adopté par les Russes est trop rigoureux ; le climat de la Sibérie et la nature des travaux imposés aux malheureux qu'on y exile, les conduisent presque tous plus ou moins promptement au tombeau. De sorte que la Russie, tout en ayant l'air de n'appliquer la peine de mort que très-rarement, laisse sous ce rapport bien loin derrière elle les autres pays.

Le système dont l'Angleterre a usé jusqu'ici est évidemment trop doux. Punir ainsi, c'est encourager le crime et non le réprimer.

Voici, d'après un témoin oculaire, comment les choses se passaient, il n'y pas plus de trois ou quatre ans.

Lorsqu'un *hay-ship* (navire chargé de déportés) était expédié aux établissements de l'Australie, le capitaine et le chirurgien avaient une prime pour chaque condamné rendu sans avaries à sa destination.

Pendant la traversée, les convicts recevaient : le dimanche à dîner, une livre de roast-beef et une livre de plum-pudding ; le lundi, égale quantité de porc, au milieu d'une purée de pois ; le vendredi, du bœuf, du

riz et du plum-pudding ; à la nuit tombante, on versait
à chacun d'eux une demi-pinte de vin de Porto.

A l'arrivée du bay-ship, le gouverneur passait en
revue les déportés [1], pour en séparer ceux qui doivent
être employés par l'État, c'est-à-dire ceux qui savent un
métier.

Ensuite les habitants, parmi lesquels étaient beaucoup de libérés, s'approchaient, faisaient à leur tour
un choix, et répondaient des individus qu'ils prenaient
à leur service.

Les condamnés qui ne trouvaient pas de caution
étaient dirigés sur Paramatta.

Les hommes non mariés qui s'unissaient à des femmes prises parmi les condamnées, devenaient par ce
fait seul libres et recevaient le nom de *légitimés*.

Ceux qui, bien que n'étant pas mariés, ne se sou-
ciaient pas de le devenir, obtenaient facilement, malgré
cela, des lettres d'affranchissement (*tickets of leave*).
Toutefois on n'en accordait aux condamnés à vie qu'a-
près huit ans ; aux condamnés à quatorze ans, qu'après
six.

Les convicts résidant à Sidney, qui refusaient de travailler, étaient envoyés par punition à Paramatta. S'ils
persistaient, on les dirigeait de Paramatta sur George's-
River, et, en cas de non amendement, de George's-
River sur Windsor. Après quoi, s'ils continuaient à ne
vouloir pas travailler, ou s'ils se révoltaient, on leur
mettait un collier de fer au cou, et on les descendait

---

[1] Les déportés sont en général jeunes, ou dans la force de l'âge.
Pour être envoyé, en effet, à la Nouvelle-Galles, il faut avoir, les
hommes, moins de cinquante ans, les femmes, moins de quarante-
cinq.

dans les mines de Coal-River (ce sont des mines de houille).

A l'expiration de la peine, les condamnés pouvaient retourner, mais à leurs frais, dans la mère-patrie.

Ceux qui restaient obtenaient chacun une concession en terre et des vivres pour dix-huit mois ; s'ils étaient mariés, l'indemnité était beaucoup plus forte.

Aujourd'hui, dit-on, ce système a subi quelques modifications, et, s'il faut en croire la *Revue Britannique*, les Anglais règlent en ce moment la position des condamnés qu'ils transportent à la Nouvelle-Galles ou à la terre de Van-Diemen, suivant la conduite qu'ils ont tenue depuis leur condamnation. Si elle a été bonne, on leur délivre en arrivant un permis équivalant à leur liberté, avec la certitude de pouvoir, par leur industrie, se procurer d'amples moyens d'existence ; si elle a été médiocre, ils reçoivent simplement une passe d'épreuve, qui leur assurera seulement une portion limitée des fruits de leurs travaux, et qui mettra de dures restrictions à leur liberté personnelle ; si elle a été mauvaise, on les envoie à la presqu'île de Tasman, pour y travailler comme de vils esclaves, dans une bande de forçats, sans recueillir aucun fruit de leurs labeurs et sans jouir d'aucune liberté.

Cette manière de procéder se concilie mieux sans doute avec la destination de la prison de Pentonville, où les condamnés à la déportation devront désormais passer dix-huit mois avant d'aller en Australie. Toutefois, elle ne me paraît ni suffisamment répressive, ni proportionnée à la gravité de certains crimes. Il est utile, sans contredit, d'établir des catégories parmi les déportés ; mais je voudrais qu'ils fussent tous soumis de prime abord au régime de la dernière de celles que les Anglais admettent et dont je viens de parler ; plus tard, une bonne conduite ferait passer à la seconde ; on n'arriverait à la première qu'au bout de trois ou quatre ans, c'est-à-dire après un temps d'épreuves suffisant pour que l'administration coloniale pût avoir de très-fortes raisons de penser que le prisonnier qu'on va rendre à la liberté se montrera digne d'une si haute faveur.

Voilà, selon moi, comment la peine de la déportation devrait être conçue et appliquée ; on n'aurait pas à craindre alors qu'elle parût aux uns *une vaine menace*, aux autres *un véritable bienfait*. Chacun, au contraire, en prendrait ombrage ; on aurait en horreur ces lieux néfastes, où l'on ne trouverait que des geôliers, des châtiments, des privations de toute espèce, et pour unique consolation, des travaux aussi stériles que rudes et dégoûtants.

Rien ne devrait donc s'opposer à l'introduction de la peine de la déportation civile dans notre législation. Si quelque chose du moins pouvait y mettre obstacle, ce ne serait pas la dépense, car il est démontré que les condamnés que l'Angleterre envoie dans les colonies pénales, ne lui coûtent pas, à beaucoup près, autant que ceux qui restent dans le royaume.

Depuis 1788 jusqu'à la fin de 1824, elle a dépensé, pour 33,155 criminels, 5,301,023 livres sterling, soit 127,225,000 francs. Ce même nombre d'hommes aurait coûté deux ou trois fois plus dans les prisons de l'État.

On assure, il est vrai, que le transport des condamnés dans la Nouvelle-Galles revient maintenant à 12,200,000 francs par an ; mais cette augmentation de frais provient en grande partie de la multiplication des crimes, qui va incontestablement toujours croissant en Angleterre.

On a calculé d'ailleurs que la moyenne des dépenses pour les déportés est actuellement de 28 livres sterling par an, tandis que les condamnés ordinaires coûtent, par an également :

Sur les pontons. . .	35 liv. sterling.	
A Milbank	53 —	
A Londres	41 —	Moyenne, 38 liv.
A Bridwell	42 —	
A Worcester. . . .	28 —	

D'après ces calculs, il y aurait eu pour l'Angleterre, depuis le jour de la mise en pratique du système de la déportation, en récapitulant le nombre des individus qui ont été déportés, une économie de 11 millions sterling, soit 275 millions de francs.

C'est à tort, on le voit, qu'on exciperait de la dépense pour s'opposer à l'adoption de la déportation civile, et puis un grand peuple ne saurait être arrêté par une pareille considération. Si les colonies pénales sont utiles, il faut s'en procurer. Une seule raison pourrait nous en empêcher : ce serait le manque d'un pays convenable pour y créer un établissement de cette nature ; mais, si on le voulait bien, on trouverait, soit à Madagascar, soit dans l'Australie, quelque coin de terre à acheter ou à conquérir. Les Anglais l'ont fait, pourquoi ne le ferions-nous pas ?

Passons maintenant à la réclusion cellulaire pendant la nuit, avec travail en commun pendant le jour, sans l'obligation de garder le silence.

Je propose, comme on sait, d'appliquer ce genre de

peine à tous les délits et crimes qui n'entraînent que la détention. Le meilleur et même l'unique moyen de rendre son application conforme aux besoins de la société et de la morale, serait de diviser les condamnés de cette catégorie en trois autres, qui comprendraient : la première, les hommes; la seconde, les femmes; la troisième, les enfants ; et qui auraient chacune un local séparé. Chacune d'elles, en outre, serait divisée en deux séries, celle des prisonniers pour crimes, et celle des détenus pour de simples délits, qui à leur tour se subdiviseraient en deux autres, celle des récidivistes et celle des prisonniers qui n'ont subi qu'une condamnation.

Cette classification, si simple et si naturelle, serait déjà un grand pas de fait vers le but qu'on veut atteindre, car, en séparant les sexes et les âges, de même que les coutumiers du crime de ceux qui en sont encore à un premier délit, il est clair qu'on mettrait un très-grand obstacle à la propagande qui s'opère dans nos prisons, et contre laquelle on a de si justes motifs de s'élever.

Dans cette hypothèse, il est vrai, les récidivistes, c'est-à-dire ceux dont le contact est supposé devoir être nuisible aux autres [1], pourraient, par suite de leurs rapports mutuels, se gâter réciproquement, et devenir pires qu'ils n'étaient au moment de leur condamnation ;

[1] On peut m'objecter, je le sais, que ces derniers, jouissant aussi de la faculté de communiquer librement entre eux, peuvent se mal trouver de leurs rapports mutuels; mais si l'on réfléchit que n'ayant subi qu'une condamnation, il est plus que probable qu'ils n'ont pas encore pénétré très-avant dans la voie du crime, on m'accordera sans peine qu'ils ne peuvent guère se nuire réciproquement, et que le danger véritable pour eux serait d'être journellement en contact avec les récidivistes.

mais cela n'aurait pas lieu, à beaucoup près, aussi souvent qu'on le croit généralement, parce que, pendant le
jour, les détenus étant surveillés avec vigilance, et forcés de se livrer à un travail assidu , n'auraient guère le
temps et la faculté de se communiquer leurs pensées.
Le plus ordinairement ce n'est que le soir et pendant la
nuit que les prisonniers se content leurs prouesses et
s'encouragent à renchérir sur le passé après leur mise
en liberté. Or, ici l'isolement individuel leur fermerait
efficacement cette voie si large et si funeste de démoralisation. Et puis il ne faut pas trop exiger d'une institution : rien ne sort fini de la main de l'homme; il est
en toute chose un degré de perfection qu'on ne doit pas
espérer dépasser, et si réellement on obtenait que les
récidivistes fussent seuls exposés aux dangers de la réclusion collective, ce serait encore un fort beau résultat.

Remarquez d'ailleurs que les récidivistes de la catégorie qui nous occupe ne seraient pas, dans le sens strict
du mot, de très-grands coupables, puisque leurs fautes
ne les auraient rendus passibles que de l'emprisonnement ou de la réclusion.

D'un autre côté, les officiers de la prison verraient
plus fréquemment leurs efforts moralisateurs couron-
nés de succès. La parole de l'aumônier surtout, pro-
noncée du haut d'une chaire, en présence des détenus
réunis par séries distinctes, produirait sur eux un effet
bien autrement puissant que la conversation insigni-
fiante et quotidienne qu'il est censé avoir avec chaque
prisonnier dans le régime pensylvanien. Elle irait beaucoup plus droit à l'âme chez des hommes pouvant ques-
tionner et répondre, que chez des individus observant
un mutisme forcé, et qui, à la moindre infraction, re-

çoivent un châtiment sévère. C'est là ce qui m'a déterminé en partie à ne pas imposer le silence aux détenus.
J'ai pensé que, pour les amener au repentir et à la volonté de se corriger, il convenait, avant tout, de ne pas
les astreindre à une obligation très-pénible à remplir,
qui les irrite, qui les exaspère, qui les porte, pour s'en
affranchir, à user de tous les expédients que la ruse, la
fourberie, une profonde dissimulation, peuvent leur
suggérer, et qui, en définitive, est totalement illusoire;
car, comme l'a dit avec raison M. d'Orsel, *l'adoption
du silence pour prévenir la contagion est une fiction
substituée à la réalité* [1].

J'ajouterai qu'un système pénitentiaire ainsi conçu
permettrait aux détenus de se livrer à des travaux plus
favorables à leur santé, et qui, au lieu d'être à peu près
improductifs comme ceux qu'il est possible d'effectuer
dans une cellule, auraient de brillants résultats pécuniaires. Un pénitencier bâti et disposé en vue d'une pareille destination ne serait pas onéreux à l'État; loin
de là, il lui donnerait au bout d'un certain temps un
revenu considérable. On n'a pas assez calculé ce qu'un
travail de tous les jours, et bien dirigé, est susceptible
de produire. S'il y avait en France quarante ou cinquante prisons de ce genre, elles finiraient par être une
source de prospérité pour le trésor. En tous cas, le gouvernement pourrait y établir des ateliers qui lui con-
fectionneraient à très-peu de frais la plupart des objets
dont il a besoin, soit pour l'armée, soit pour les améliorations matérielles qu'on a le projet d'accomplir. On
ferait de la sorte une économie énorme. Et qu'on ne

[1] Rapport sur la maison pénitentiaire de Perrache, à Lyon.

croie pas que j'exagère! L'expérience a parlé déjà ; seulement, si quelque chose a lieu d'étonner, c'est qu'on n'ait pas tenu plus compte de ses leçons.

Il y a environ soixante-dix ans que les États de la Flandre occidentale avaient construit et organisé un pénitencier sur ce modèle, avec de sages règlements : cellules de nuit, cours spacieuses, ateliers vastes et aérés, chapelle et réfectoire communs... ; tout cela se trouvait à la maison centrale de Gand. Plus tard, les Français en firent le lieu de réclusion pour six grands départements.

Savez-vous ce qu'il y avait dans cette maison peuplée d'assassins et de bandits? Une fonderie avec tout ce qui en dépend ; des forges embrasées, avec enclumes, marteaux, barres de fer, etc.; des charpentiers avec des haches ; des tisserands, des tourneurs en métaux et en bois ; des tailleurs, des cordonniers, etc. On en vit sortir plus d'une fois des pièces de canon toutes montées. Mais ce qui mérite surtout d'être signalé, c'est qu'il y avait au greffe un registre, et sur ce registre les fabricants belges venaient se faire inscrire pour avoir les prisonniers à leur sortie, et tous n'en recevaient pas, parce qu'il n'y en avait pas assez [1].

Voilà ce qu'on a fait jadis, et ce qu'on devrait faire maintenant. En procédant de la sorte, on aurait de plus l'avantage de procurer des métiers lucratifs aux prisonniers qui n'en ont pas, de les rendre laborieux, de leur donner des habitudes d'ordre, de leur inspirer le désir

---

[1] Ces deux derniers paragraphes ont été extraits à peu près textuellement d'un article très-remarquable, que le directeur de cette prison, sous l'empire, a publié dans la *Gazette de France* (numéro du 29 avril 1844).

de bien se conduire. Cela aurait lieu surtout, si leur travail était rétribué, et si on leur accordait des récompenses appropriées à leur condition et à leur état d'amélioration, comme à l'ancien pénitencier de Gand.

Un pareil système, n'en doutez pas, approcherait très-près du but, s'il ne l'atteignait réellement. Il aurait du moins plus d'efficacité que celui de Philadelphie, qui détériore le plus souvent la santé des détenus et n'en a jamais peut-être moralisé un seul. Je dis *un seul*, parce que, ainsi que je l'ai démontré plus haut, les moyens de moralisation qu'on emploie dans les pénitenciers pensylvaniens sont illusoires, et que les prisonniers qui en sortent améliorés le doivent pour l'ordinaire à une autre cause. Quels sont, en effet, ceux de ces moyens qui auraient opéré chez eux un si heureux changement ?

Les visites ? Nous avons vu qu'elles ne peuvent être faites que de loin en loin. Leur durée est si courte, d'ailleurs, que c'est à peine si le visiteur a le temps d'adresser quelques paroles insignifiantes au visité. (Voyez page 8.)

L'instruction morale et religieuse ? J'ai prouvé qu'il y avait à peu près impossibilité de la donner. (Voyez page 8.)

Les bons exemples ? Quand on est seul, entre quatre murailles, et qu'on ne parle aux gens que par le guichet d'une cellule [1], on n'a guère de bons exemples à en recevoir.

Les rapports journaliers avec les bas employés de la prison ? S'il faut en croire M. de Sade, plusieurs direc-

---

[1] Je dis par le *guichet*, parce que dans les pénitenciers qui contiendront cinq cents détenus, s'il fallait ouvrir les cellules à chaque visiteur, il n'y aurait pas assez d'employés pour y suffire.

teurs lui auraient dit que la plus mauvaise compagnie qu'on puisse donner à un prisonnier est celle des employés inférieurs [1].

La promenade? Une promenade solitaire et dans un très-petit espace ne répare pas les forces, ne récrée pas l'esprit; le détenu qui s'y livre est presque aussi mal que dans sa cellule.

Le régime de Philadelphie, on a beau soutenir le contraire, n'est point moralisateur. Ce qui a été avancé à ce sujet l'a été *à priori*, sans preuve aucune, et ne mérite pas d'être cru.

Il ne faut pas perdre de vue ensuite qu'on a exagéré outre mesure les dangers de la promiscuité, et il est pour moi on ne peut mieux démontré que, sans le délaissement, le mépris, les persécutions qui attendent les libérés dans le monde, la plupart s'estimeraient heureux d'y vivre honnêtement. La véritable cause des récidives, c'est la surveillance, l'une des plus fâcheuses innovations de l'époque contemporaine, et devant laquelle le moyen-âge même avait reculé; c'est la surveillance si facile à éluder, et qui néanmoins place les libérés dans l'alternative de mourir de faim ou de commettre de nouvaux crimes; c'est la surveillance, cette peine odieuse et manifestement contraire aux notions les plus vulgaires d'équité et de justice, car ces notions veulent que dès le moment que la société a rendu à l'un de ses membres tout le mal qu'il lui a fait, elle n'a plus de motifs légitimes de le repousser; c'est la surveillance, enfin, contre laquelle on ne saurait trop s'élever, et qui, si elle

[1] M. de Sade affirme ce fait dans le discours qu'il prononça à la Chambre des députés, le 24 avril 1844.

reste telle qu'on l'exerce actuellement, empêchera le meilleur système pénitentiaire de porter des fruits. Il serait donc extrêmement urgent, sinon de la supprimer, du moins de la modifier de manière que, sans ôter à la police ses moyens d'action sur les libérés, ceux-ci pussent vivre et avoir la faculté de devenir de bons citoyens.

Or, on n'arrivera à ce résultat que tout autant que le gouvernement se décidera à établir des ateliers de travail, où, moyennant un certain pécule, les malheureux qu'une prévention dont il est difficile de se défendre nous détermine à fuir et à délaisser, se féliciteraient d'être admis. Nous avons des ports à améliorer, des routes, des canaux à entretenir : on pourrait les y employer. Il y a en France des landes immenses et six cent mille hectares d'étangs et de marais : pourquoi n'entreprendrait-on pas de défricher les unes et de dessécher les autres? Cette conquête nouvelle, car c'en serait une, s'effectuerait sans effusion de sang; elle doublerait la richesse du pays, et serait pour nous d'autant plus précieuse, que nous aurions la certitude de la conserver, tandis qu'il n'en est pas ainsi de quelques autres, où nous épuisons nos soldats et nos millions à de semblables travaux, et qui, nous étant venues par le sabre, nous échapperont peut-être un jour de la même façon.

Que le gouvernement y réfléchisse bien : ce n'est qu'en procurant du travail aux individus qui sortent de nos maisons de détention qu'il les empêchera de tomber en récidive. Les sociétés de patronage ne sont bonnes qu'à élever et à moraliser des enfants; pour les adultes elles ne seront jamais qu'une déception, car en supposant que les philanthropes qui les composent eussent le loisir et la volonté de s'occuper sérieusement de l'objet de leur association, les ressources matérielles dont ils disposeraient à cet effet seraient trop restreintes pour qu'ils pussent venir efficacement au secours de cette multitude de malfaiteurs qui, après avoir payé leur peine, rentrent dans la société.

Il n'y a pour cela, quoi qu'on en dise, que les ateliers de travail, l'amélioration des ports, l'entretien des routes et des canaux, le défrichement des landes, le desséchement des marais, etc. Or, le gouvernement seul, par les capitaux considérables qu'il peut y consacrer, a la faculté de recourir à de pareils moyens.

En me résumant donc, le système pénitentiaire que je propose pour les condamnés destinés à rester en France consisterait :

1° Dans la division de ces condamnés en trois catégories, qui comprendraient : la première, les hommes ; la seconde, les femmes ; la troisième, les enfants, et qui auraient chacune un local séparé.

2° Dans la division de chacune de ces catégories en deux séries : celle des prisonniers pour crimes, et celle des détenus pour de simples délits, qui, à leur tour, se subdiviseraient en deux autres, celle des récidifs et celle des prisonniers qui n'ont subi qu'une condamnation.

3° Dans l'assujettissement des prisonniers de chaque série à la réclusion cellulaire de nuit, avec travail en commun pendant le jour, sans l'obligation de garder le silence [1].

[1] Il va sans dire que les prisonniers des diverses séries ne se réuniraient pas pour travailler. Le travail en commun aurait lieu dans chaque série, mais non entre toutes les séries réunies, qui, je le répète, ne devraient avoir aucune relation les unes avec les autres.

Pour mieux assurer le succès de ce système, on y ajouterait, comme dans l'ancien pénitencier de Gand :

A.—Les prières du matin et du soir, l'instruction religieuse, les offices et l'enseignement primaire en commun;

B. — Le travail rétribué, moitié au profit de l'État, en représentation du supplément de nourriture, un quart au profit du prisonnier pendant sa détention, un quart pour être envoyé, à sa sortie, à l'administration de charité de sa commune, qui en surveillerait l'emploi au profit du libéré;

C. — Des récompenses appropriées à la condition des détenus et à leur état d'amélioration, telles que : emplois rétribués dans les occupations ancillaires de la maison, marques distinctives et même grades subalternes, permission de recevoir des adoucissements du dehors, etc.

Les détails dans lesquels je suis entré sur les prisons et la surveillance ne concernent évidemment que les adultes et les personnes parvenues à un âge plus avancé. Les enfants devraient être soumis à un régime moins rigoureux. Ce n'est pas qu'il ne leur fût facile de le supporter : ils s'en accommoderaient assurément bien mieux que de celui de la Roquette; mais les résultats qu'on a obtenus du système semi-agricole, semi-industriel, dans les établissements pénitentiaires pour les jeunes détenus, me porteraient à le préférer à tout autre, et partant à l'adopter.

Ces établissements qui, comme on sait, furent d'abord institués et dirigés par de simples particuliers, sont maintenant l'objet de toute la sollicitude du gouvernement, qui ne néglige aucune occasion de les multiplier et d'en assurer le succès.

Naguère il n'en existait que deux ou trois, aujour-
d'hui on en compte un assez grand nombre, qui, sous
le titre de *Colonies agricoles,* ont été divisés en correc-
tionnels et en préventifs.

Les premiers sont :

METTRAY (Indre-et-Loire), directeurs, MM. Demetz et de Bre-
                tignères.
PETIT-METTRAY, près d'Amiens, — M. le comte de Rayneville.
QUEVILLY, près Rouen (Seine-Inf.), — M. Lecointe.
SAINT-ILENS (Morbihan),   — M. Duclezieux.
SAINT-PIERRE, près Marseille, — M. l'abbé Fissiaux.

Les seconds n'ont pas tous la même destination, et se
composent de trois catégories qui reçoivent,

La première, les enfants pauvres :

PETIT-BOURG (Seine-Inférieure), directeur, M. Allier.

La seconde, les enfants pauvres et orphelins :

SAINT-ANTOINE (Charente-Inf.), directeur, M. l'abbé Fournier.
BONNEVAL (Eure-et-Loire),   — M. Chasles.
DE CAEN, auprès de Caen,   — M. l'abbé Leveneur.
MAUSIGNÉ (Sarthe),   — M. Vié.
BASSIN D'ARCACHON,   — M. Caseaux.
OULINS (Maison de refuge près Lyon).

La troisième, les enfants trouvés :

MESNIL-SAINT-FIRMIN (Oise), directeur, M. Bazin.
MONTBELLET (Saône-et-Loire), — M. Minaugouin.
MONTMORILLON (Vienne),   — M. l'abbé Fleurimon.
POUSSERY (Nièvre),   — Administr. départem.
BAUSSAROQUE (Cantal),   — M. Martel.

Ces diverses colonies agricoles ne sont pas les seules
que la France possède, car, outre qu'il y en a une à
Ostwald (Bas-Rhin), où l'on n'admet que des enfants
mendiants ou vagabonds, le gouvernement vient d'an-
nexer à plusieurs maisons centrales, et notamment à
Gaillon et à Fontevrault, des terres qui sont destinées

à être cultivées par les jeunes détenus, mais elles sont les seules dont on ait pu encore apprécier les résultats, et ces résultats, il faut le reconnaître, sont tels qu'on ne peut que se féliciter d'une pareille création.

Pour ce qui est des prévenus dont je n'ai pas parlé jusqu'à présent, je pense qu'ils devraient, comme les condamnés, occuper un local à part et être divisés en trois catégories : — les accusés de grands crimes, les récidivistes et les prévenus ordinaires. Ces trois catégories, parfaitement distinctes, et n'ayant aucun rapport entre elles, auraient pour règle, la première, le *confinement solitary,* tant que le besoin de la cause l'exigerait, et plus tard l'isolement de jour et de nuit, tempéré par le travail, les visites, etc. ; les deux autres, la réclusion cellulaire pendant la nuit, et la liberté d'aller à volonté dans les préaux pendant le jour [1].

Telles sont les modifications qu'il me semblerait utile d'apporter au régime actuel de nos prisons, et qui, selon moi, répondent le mieux aux exigences d'une bonne législation pénale.

Une bonne législation pénale, en effet, a pour objet d'*intimider*, de *punir* et d'*améliorer ;* or, ces trois conditions se trouveraient suffisamment remplies.

La première et la seconde, par la peine de mort, les rigueurs de la déportation et le mode même d'emprisonnement qui serait usité en France ;

La troisième, de deux manières : l'une par l'espoir et la possibilité de se créer des moyens d'existence, d'arriver plus ou moins promptement à un état voisin de la

---

[1] J'ajouterai qu'ici comme pour les condamnés, les sexes et les âges devraient être séparés.

liberté, ou de vivre tranquille, après l'expiration de la peine, dans des lieux où les actes antérieurs ne seraient pas une cause de répulsion (déportation); l'autre, par la réclusion cellulaire de nuit, les visites, l'instruction religieuse, l'enseignement primaire, et aussi le travail, qui, dans les prisons comme dans les colonies pénales, devant occuper les détenus toute la journée, ne leur laisserait pour ainsi dire pas le temps de se corrompre mutuellement (maisons pénitentiaires).

Je ferai remarquer, en outre, que dans ce système les prévenus ne seraient pas exposés à se trouver en contact avec les habitués des bagnes et de nos maisons de détention. Ils en seraient complètement séparés, et nous n'aurions plus la douleur de voir des gens présumés innocents mêlés à tout ce que nos prisons renferment de plus impur et de plus dangereux, ou souffrir les angoisses que l'encellulement entraîne après lui. D'un autre côté, les trois catégories que j'en ai faites, basées sur la nature des actes qui leur sont imputés, ne permettraient guère qu'ils pussent se gâter réciproquement. Les accusés des grands crimes, en effet, étant soumis au régime de l'isolement absolu, et les prévenus de simples délits n'ayant pas de relations avec les récidivistes, il n'y aurait nécessairement que ceux-ci qui pourraient à la rigueur se nuire et se corrompre.

Il en serait, sous ce rapport, des prévenus comme des condamnés, qui, dans les subdivisions de chacune de leurs catégories, peuvent librement communiquer entre eux pendant le jour; mais, outre que cette imperfection légère disparaît devant les avantages non équivoques qu'on a pu apprécier plus haut, on ne saurait trop se pénétrer qu'on a considérablement exagéré les dangers de la réclusion collective (voyez ce que je dis à cet égard page 68); et, à ce sujet, je ne puis que répéter : que la promiscuité n'est malheureusement pas l'unique plaie qui mine la société, qu'il y a d'autres causes puissantes de démoralisation (le paupérisme, l'absence de foi religieuse, le relâchement des liens de famille et de l'autorité paternelle, etc.); que la plupart des grands criminels dont les journaux contemporains ont publié l'histoire n'avaient mis les pieds dans aucune prison avant la perpétration des forfaits auxquels ils doivent leur célébrité. Je répéterai, dis-je, qu'on a tort de se tant préoccuper des inconvénients et des dangers de la réclusion collective; qu'elle n'est que l'une des causes qui contribuent à entretenir et à augmenter le malaise social, et qu'au lieu de se mettre en si grands frais de répression pour elle, on aurait dû réfléchir que les individus qu'on veut lui soustraire ne constituent qu'une fraction minime de la société, et que celle-ci a plus à craindre des dissolvants moraux qui la travaillent en dehors des bagnes et des prisons.

Indépendamment des avantages que je viens d'énumérer, le système pénitentiaire que je propose en possède deux autres, qui sont :

Le premier, de ne pas abandonner le libéré à sa sortie de prison, de lui procurer du travail, c'est-à-dire les moyens de vivre en honnête homme, ou mieux, de ne pas tomber en récidive;

Le second, de permettre aux détenus, chacun dans la subdivision de sa série respective, de se voir, de s'entretenir, de respirer un air pur, et de conserver leur santé au moyen d'un travail convenable; tandis que la règle de Philadelphie tue l'âme, quand elle ne tue pas le corps, et que celle d'Auburn, pour être plus facile à supporter, n'en exerce pas moins une influence fâcheuse sur le physique et le moral des prisonniers.

J'ajouterai que, sous le rapport de la dépense d'entretien, il ne serait nullement onéreux pour l'État; qu'au contraire il lui donnerait du revenu, et serait même susceptible de devenir plus tard une source de prospérité pour le trésor.

Une seule chose, je l'ai dit déjà, pourrait lui être objectée : ce serait l'impossibilité de se procurer un lieu convenable pour établir une colonie pénale; mais si le gouvernement le veut bien, il en trouvera. En attendant, au surplus, qu'on y fût parvenu, il y aurait moyen de suppléer jusqu'à un certain point à la déportation, en lui substituant une peine qui consisterait dans la réclusion cellulaire de nuit, et dans l'obligation de se livrer, pendant le jour, les fers aux pieds, aux travaux pénibles qui sont maintenant imposés aux galériens. De cette manière, la loi ne mentirait pas à l'une de ses principales énonciations, et les individus renfermés dans les maisons des travaux forcés effectueraient réellement des travaux de ce genre.

On n'aura pas manqué de remarquer, sans doute, que je n'ai pas parlé jusqu'ici de plusieurs points, tels que : — le lieu le plus convenable pour l'érection d'un pénitencier; — la distribution et l'arrangement intérieurs de ces sortes d'établissements; — le régime alimentaire des prisonniers, etc. Ce n'est pas une omission. Je vais maintenant m'occuper de ces divers points; c'est par là que je terminerai mon travail.

Erection et disposition intérieure des pénitenciers. —Pour procéder avec méthode, je commencerai par faire observer qu'un pénitencier, quel qu'il soit, doit être situé sur un lieu sec, élevé, balayé par les vents, ou tout au moins dans une localité qui ne soit pas avoisinée par des marais, des eaux stagnantes, des rivières dont les eaux coulent avec lenteur et charrient beaucoup de vase. L'expérience a prouvé, depuis longtemps, que les pays bas, humides et marécageux sont généralement malsains et deviennent une source de maladies pour les personnes qui y demeurent dans l'état de liberté, à plus forte raison doivent-ils être dangereux pour des prisonniers, qui, indépendamment de cette cause puissante de dérangement, sont exposés à l'influence fâcheuse de l'encombrement et voient leurs forces s'affaiblir par suite des chagrins, des remords et de l'ennui qu'entraîne après elle la réclusion. C'est pour n'avoir pas tenu compte de ces enseignements de l'hygiène publique, que nos maisons centrales diffèrent tant entre elles sous le rapport de la salubrité.

J'ajouterai que le plan de réforme pénitentiaire que je propose, porterait beaucoup plus sûrement le fruit qu'on est en droit d'en attendre, si l'on établissait dans chaque chef-lieu de département trois maisons de détention, plus ou moins distantes les unes des autres et qui seraient : la première, pour les prévenus ; la seconde, pour les condamnés du sexe masculin, et la troisième, pour les condamnés du sexe féminin [1]. Mais une pareille création aurait le double inconvénient d'occasionner des frais de construction plus considérables et d'exiger un bien plus grand nombre d'employés. Toutes les lo-

---

[1] Il ne s'agit ici, bien entendu, que des prisonniers adultes. Les enfants, selon moi, devraient tous, sans exception, être envoyés dans des colonies agricoles.

calités ensuite ne seraient pas convenablement appropriées pour une destination de ce genre ; presque toujours l'espace manquerait, ou il faudrait des sommes
énormes pour s'en procurer.

Aussi, n'insisterai-je pour des prisons séparées que
là où il serait réellement possible d'en avoir ; partout
ailleurs on devrait se borner à un pénitencier unique,
mais disposé de manière que les prévenus et les condamnés des deux sexes fussent complètement isolés et
n'eussent aucune communication entre eux.

Dans l'une et l'autre hypothèse, c'est-à-dire dans le
cas de prisons séparées ou de pénitenciers uniques, la
distribution intérieure de l'établissement serait telle,
que chacune des trois classes de détenus dont il vient
d'être question se trouverait divisée en deux séries,
celle des prisonniers pour crimes et celle des détenus
pour de simples délits, qui, à leur tour, se subdiviseraient en deux autres, celle des récidivistes et celle des
prisonniers qui n'ont subi qu'une condamnation.

Ce n'est pas tout, comme ces diverses séries ne devraient nullement communiquer entre elles, et que les
détenus qui les composent seraient soumis au travail en
commun pendant le jour et à la réclusion cellulaire
pendant la nuit, il faudrait encore que le quartier ou le
local destiné à chacune d'elles fût pourvu : d'abord,
d'un nombre de cellules égal à celui des prisonniers,
puis d'un emplacement assez vaste pour qu'on pût y
établir des ateliers de travail, et d'un préau où les détenus
auraient la faculté d'aller pendant l'heure ou les deux
heures de récréation qu'on leur accorderait.

Les pénitenciers, ainsi conçus, ne seraient ni plus
compliqués, ni plus dispendieux, ni plus difficiles

à ériger, que ceux qu'on bâtit en ce moment, et rien ne
s'opposerait à ce qu'on les adoptât. On pourrait objecter, il est vrai, que nous avons déjà 35 ou 40 prisons
cellulaires, construites sur le modèle de Cherry-Hill et
qu'on serait forcé d'abandonner ; mais, outre qu'une
grande et opulente nation comme la nôtre ne devrait
pas repousser une utile et importante mesure sous le
prétexte mesquin de la dépense, les prisons dont il s'a-
git me paraissent susceptibles de se concilier avec mes
idées de réforme pénitentiaire. En y réfléchissant, en
effet, on verra qu'il n'y aurait à y ajouter que des salles
ou des emplacements pour les ateliers de travail ; or, il
n'en est peut-être pas une où il ne fût possible de trouver
un espace suffisant pour cela.

On serait donc mal venu à exciper des prisons nouvelles
qu'on a élevées sur plusieurs points du royaume, pour
rejeter le plan de réforme pénitentiaire que je propose.
Elles s'harmoniseraient au contraire avec lui, et pré-
senteraient même cet avantage qu'on pourrait l'expé-
rimenter, le mettre en pratique immédiatement après
le vote de la loi sur les prisons.

Les considérations auxquelles je viens de me livrer,
relativement à la situation et à l'arrangement intérieur
des pénitenciers, n'ont trait qu'à deux ou trois des points
qui s'y rattachent. J'ai négligé de parler de quelques
autres, parce qu'ils ont été l'objet de tant de recherches
et de controverse, qu'il me serait très-difficile, pour ne
pas dire impossible, d'ajouter aux documents que nous
possédons les concernant. Ce qui, d'ailleurs, a été
arrêté sous ce rapport pour les pénitenciers pensylvaniens, me semble on ne peut mieux convenir à celui que
je désirerais qu'on adoptât. Ainsi la forme, la grandeur

des cellules, les moyens d'y entretenir une température douce et la salubrité de l'air, tout cela, à mon avis, est bien, et mériterait d'être conservé. Il en est de même de la literie et du vestiaire des prisonniers. Pour ce qui est des emplacements destinés aux ateliers de travail, on comprend qu'on ne peut guère formuler de règle à leur égard. Leur forme, leur étendue, leur disposition intérieure varieraient suivant les lieux, l'espace et le nombre des détenus. Toutefois, il est évident qu'ils devraient être assez vastes, et arrangés de telle sorte, que des forges, des ateliers de menuiserie, etc., pussent y être installés et fonctionner librement.

Régime alimentaire. — Les auteurs qui ont écrit sur la réforme des prisons, ne sont pas d'accord sur le régime alimentaire des détenus. Les uns, se fondant sur ces paroles d'Howard : « que le détenu doit avoir une nourriture relativement meilleure et plus copieuse que celle de l'ouvrier etc., » voudraient qu'on imitât les Anglais, qui, dans le principe, furent jusqu'à donner par jour, à chaque prisonnier, trois livres de pain, une copieuse soupe de viande, dans laquelle on mettait des morceaux de bœuf, une pinte de bière ou d'une boisson de miel et de gruau, et autant de pois ou de pommes de terre qu'on en voulait, assaisonnés de poivre, de sel et de gingembre ; les autres, préoccupés de cette idée qu'il faut que la prison soit un lieu de souffrance et de privation pour les condamnés, seraient d'avis qu'on ne leur délivrât que des aliments peu abondants et tirés presque en entier du règne végétal.

Ces deux genres de régime, selon moi, seraient également vicieux et auraient pour danger : — le premier, d'augmenter démesurément la quantité du sang, de favoriser son accumulation dans les viscères, et de rendre fréquentes surtout les congestions cérébrales ; — le second, de prédisposer aux scrofules, à la phthisie, aux engorgements glanduleux, à l'hydropisie, et de les déterminer souvent.

Il serait donc bien de n'en adopter aucun exclusivement, et de se maintenir à ce sujet dans les limites d'un éclectisme sage et raisonné. Dans la vie civile, le régime alimentaire le mieux entendu est celui qui se trouve réglé sur les âges, les sexes, les tempéraments, les saisons, les climats, etc. Dans les prisons, sans doute, on ne peut rigoureusement tenir compte de toutes ces conditions physiologiques ou hygiéniques, mais on devrait au moins prendre pour base du régime des détenus, les professions, les saisons, le climat sous lequel ils vivent.

Les individus dont le métier est rude, fatiguant et exige journellement, en quelque sorte, le concours de tout le système locomoteur, ont pour l'ordinaire de grandes pertes à réparer ; il leur faut du vin, de la viande, etc. Se borner, comme on le fait à présent, à leur donner une soupe à la graisse, au beurre ou à l'huile le matin, et des légumes le soir, c'est sciemment et inévitablement ruiner leur santé ; c'est, au lieu de les priver simplement de leur liberté, les condamner à une mort plus ou moins éloignée, mais certaine.

Les détenus, au contraire, qui exercent une profession sédentaire ou consistant dans un travail manuel, s'accommoderaient mieux de la règle actuelle de nos prisons ; toutefois, le régime végétal, même pour eux, n'est pas suffisamment réparateur. Ce qui le prouve, ce sont les fâcheux résultats qu'a eus dans toutes les prisons l'interdiction de la vente à la cantine, du vin, de la viande, des légumes apprêtés, etc. Cette interdiction, ordonnée par le règlement du 10 mai 1839, date par conséquent de sept ans ; or, il n'est pas un des médecins attachés à nos maisons centrales qui n'ait eu occasion de constater que, depuis lors, on observe parmi les prisonniers plus de cas de scrofules, de phthisie, etc. On devrait donc accorder une alimentation plus substantielle aux détenus à professions sédentaires. On pourrait, par exemple, rendre le bouillon qu'on leur délivre chaque jour plus nutritif, augmenter la ration quotidienne de légumes et leur donner trois fois par semaine de la viande et un peu de vin.

Personne n'ignore que les saisons apportent des modifications notables au régime alimentaire chez l'homme en santé. Hippocrate, qui nous a transmis des préceptes si sages sur ce point intéressant de l'hygiène, avait observé que dans l'hiver et au printemps, les organes digestifs ont plus d'activité, digèrent mieux et réclament une quantité plus considérable d'aliments que dans les autres saisons. Ces dernières, on le sait, modifient l'organisme de telle sorte, que pendant tout le temps de leur durée la vie semble se porter presque entière au dehors. L'estomac paraît alors frappé d'une débilité remarquable, la digestion s'opère avec lenteur, et la nutrition est généralement languissante.

Les climats impriment à l'économie les mêmes dispositions physiques que les saisons, et c'est ce qui fait que les habitants des pays septentrionaux ont besoin d'une alimentation plus substantielle et supportent mieux les stimulants que les peuples du Midi.

Il serait donc bien encore de prendre en considération

ces diverses circonstances, et toutes choses égales, d'ailleurs, on devrait donner une nourriture plus forte et plus abondante en hiver, au printemps ou dans le Nord, qu'en été, en automne ou dans les contrées méridionales.

Punitions disciplinaires. — Pour ce qui est des punitions disciplinaires, qu'on est malheureusement si souvent obligé d'infliger aux détenus, on ne saurait trop se pénétrer qu'on en a partout singulièrement abusé. Il est essentiel, sans doute, qu'elles soient efficaces et propres à amener l'amendement de ceux qui les subissent, mais il importe avant tout qu'elles soient justes et en harmonie avec l'époque de civilisation où nous vivons. Or, il faut bien le reconnaître, elles ne sont fréquemment ni l'une ni l'autre dans notre beau pays de France, où les institutions comme les mœurs semblent convier aux mesures de douceur et de mansuétude. Ce fut certes, on se le rappelle, avec une profonde surprise que la chambre des députés vit un jour l'un de ses membres lui dérouler le tableau lamentable des punitions bizarres, des véritables supplices auxquels les prisonniers étaient soumis à Cherry-Hill. Mais son étonnement dut sans contredit devenir de la stupéfaction, lorsqu'on lui procura la certitude que nos maisons centrales n'avaient rien à envier sous ce rapport aux établissements pénitentiaires des États-Unis.

Le gouvernement, il est vrai, a défendu depuis lors l'usage du piton, la privation prolongée d'aliments, le coucher dans une cellule obscure et sans matelas. Mais cette défense n'est pas absolue : il est des occasions où l'on y a recours encore. Ces punitions, d'ailleurs, ne sont pas les seules qui mériteraient d'être supprimées, et beaucoup de bons esprits pensent qu'il serait peut-être mieux de ne conserver que la mise au pain et à l'eau pour les fautes légères, et le *confinement solitary* pour les fautes graves. C'était l'opinion d'Howard, ce serait aussi la mienne, s'il ne m'était démontré que pour certains individus ces deux moyens de répression seraient insuffisants, probablement même d'une inutilité complète. Il y a des cas, quoiqu'on en dise, ou l'ordre et la sécurité d'un établissement font une nécessité impérieuse de recourir à des punitions plus fortes et plus susceptibles de réagir sur le moral des détenus.

Aussi serais-je d'avis, tout en adoptant pour règle la mise au pain et à l'eau et l'isolement absolu, qu'il fût permis, dans quelques circonstances rares et exceptionnelles, d'en venir aux coups, aux fers et aux menottes. De cette manière, on ne rétablirait ni le piton, ni la privation prolongée d'aliments, ni le coucher avec ou sans couverture sur une dalle humide et froide, mais on aurait de quoi contenir des misérables qu'on rencontre dans chaque prison, et dont la nature perverse se ferait sans cela un jeu des moyens doux et moraux en quelque sorte qui constitueraient la base du nouveau système disciplinaire.

Récompenses. — Après avoir parlé des punitions, il semblerait naturel de s'occuper des récompenses ; mais ce que j'ai dit à ce sujet, page 118, me paraît assez substantiel et assez circonstancié pour me dispenser d'y revenir.

Enseignement. — Je devrais également, ce semble, entrer dans quelques détails sur l'enseignement religieux, les écoles primaires, en un mot l'éducation morale, intellectuelle et professionnelle qu'on se propose d'introduire dans les maisons cellulaires ; mais ici encore je me crois autorisé à m'abstenir. Personne plus que moi, assurément, n'est pénétré de cette vérité que le meilleur moyen de procéder à l'amélioration des prisonniers serait de développer leur intelligence et de les entourer des consolations qu'offre une religion éclairée. C'est là, sans contredit, un noble but et une noble tâche. Néanmoins, en y réfléchissant tant soit peu mûrement, on ne tarde pas à s'apercevoir que les institutions créées dans cette vue ne sauraient reposer sur une base fixe et déterminée ; leur règle varie nécessairement suivant les mœurs, les usages, les croyances des habitants des lieux où sont situés les pénitenciers ; et l'administration, par cela même, est seule parfaitement apte à l'établir. Cette question, d'ailleurs, a été examinée et approfondie dans des sens divers, et l'on peut se tenir pour satisfait de l'état où elle se trouve actuellement.

Surveillance de jour et de nuit. — Un point encore sur lequel j'éprouve le besoin de glisser, c'est la surveillance qu'on doit exercer le jour et la nuit sur les détenus. Il serait fort difficile, à mon avis, d'ajouter quelque chose de neuf et d'utile à ce qui a été émis le concernant. Aussi je crois que je devrais me borner à dire ici, relativement aux moyens de surveillance qu'il y aurait à employer dans le système pénitentiaire que je propose, qu'on pourrait à cet égard se conformer : la nuit, à la règle suivie à Cherry-Hill ; le jour, à celle qui était mise en pratique dans les maisons centrales, lorsqu'on n'imposait pas aux prisonniers l'obligation de garder le silence.

Colonies pénales. — On se rappelle que j'ai désigné
l'île de Madagascar et l'Australie comme les lieux les
plus convenables pour l'établissement d'une colonie
pénale (voyez page 109). J'ajouterai que quelques économistes, et notamment M. Dugat, ne sont pas de cet
avis. Ce dernier surtout, que les ministres de l'intérieur et de la guerre ont envoyé en Algérie pour étudier l'état des lieux, voudrait qu'on y créât des prisons
agricoles, qui, sous le titre de champs d'asile, seraient
destinées à recevoir les criminels condamnés aux travaux forcés. D'après lui, les prisons devraient être
construites par les forçats eux-mêmes, et ce seraient
eux encore qui veilleraient à leur entretien.

Le ministère, dit-on, ne serait pas éloigné d'introduire cette modification dans le projet de loi sur la réforme des prisons, et s'il le fait, il est plus que probable
que les Chambres y adhéreront. Pour mon compte, je
ne ne crois pas qu'elle réalise les espérances qu'on en a
conçues. L'Algérie est trop près de nous pour que les
colonies pénales qu'on y formerait portassent avec elles
ce caractère d'intimidation et de châtiment qui seul est
capable d'en imposer aux détenus, de les maintenir dans
la ligne du devoir, et quelquefois de les amender. Les
travaux habituels ayant lieu dans les champs, il serait à
peu près impossible, quelque rigoureuse que fût la surveillance, qu'il n'y eût pas de nombreuses évasions.
D'un autre côté, les prisonniers auraient des rapports
trop fréquents avec des personnes venant de la mère-
patrie, et seraient, en réalité, moins punis que les condamnés à la détention ou à la réclusion.

Les colonies pénales, ainsi conçues, n'inspireraient
ni crainte, ni répugnance; elles seraient aux yeux des

condamnés un bienfait plutôt qu'une punition, et cette
manière de les envisager aurait pour résultat probablement de rendre les crimes plus nombreux et plus graves ;
car, ne vous y trompez pas, lorsqu'on saura mieux en
quoi consiste le régime cellulaire, et surtout quand il
sera rigoureusement suivi, les malfaiteurs chercheraient
à s'y soustraire, non pas en devenant honnêtes, mais
en substituant les crimes aux délits ; et comme cette
voie nouvelle ne conduit qu'à une maison centrale lorsqu'on garde certaines mesures, ils gradueraient la criminalité de leurs actes de telle sorte, qu'ils pourraient,
le Code à la main, réclamer d'être envoyés en Afrique.

C'est aux limites de la terre, c'est dans des lieux inha-
bités, c'est dans une contrée où les invasions seront im-
possibles, où les condamnés ne trouveront de consolations et de sujets de diversion à leur douleur que dans
des travaux pénibles, qu'on doit fonder des colonies
pénales, des champs d'asile, des prisons agricoles, etc.
Or, je le répète, je ne connais que Madagascar et l'Australie qui réunissent toutes ces conditions.

On pourrait, du reste, utiliser l'Algérie sous le rapport pénitentiaire : si, comme je n'en doute pas, nous
conservons cette conquête, on sera tôt ou tard obligé
d'y exécuter de grands travaux agricoles. Eh bien ! au
lieu de soumettre ici les libérés à une surveillance qui,
si elle ne les pousse pas à commettre de nouveaux crimes, les empêche de gagner leur vie, on devrait leur faciliter les moyens de passer en Afrique, où on les emploie-
rait à la culture et au défrichement des terres. Je conce-
vrais ainsi la création d'un ou de plusieurs champs d'asile
dans un pays si voisin du nôtre, et les résultats qu'on en
obtiendrait seraient bien autrement profitables à l'État.

Les libérés, en effet, n'exigeant ni surveillance, ni moyen de coërcition, comme les condamnés qui n'ont pas payé leur peine, ce serait pour le trésor une cause d'économie qu'on aurait tort de dédaigner ; et puis les hommes qui ne relèvent que d'eux-mêmes, et qui savent que le produit de leur labeur sera bien pour eux et non pour autrui, travaillent avec plus de goût et plus d'émulation ; ils font mieux et davantage que ceux qui doivent peu ou rien retirer de leurs sueurs et de leurs veilles.

Le gouvernement n'aurait donc qu'à gagner à une pareille institution, et les libérés s'estimeraient généralement heureux d'aller dans une contrée où leurs antécédents ne seraient pas pour eux une cause de répulsion, et où le revient d'un travail quotidien, mais proportionné à leurs forces, leur permettrait de mener une vie honnête et tranquille.

N. B. *Les deux lettres qui suivent sont les pièces dont j'ai parlé page 42. Elles prouvent de la manière la plus péremptoire que je n'ai rien avancé au sujet du pénitencier de Bordeaux, qui ne soit de la plus scrupuleuse exactitude.*

RÉPONSE DE M. BONNET A M. ARNOZAN,

Médecin de la prison départementale de la Gironde [1].

Il y a si longtemps déjà que M. Arnozan manifesta, pour la première fois, le désir de me répondre, que je commençais à croire qu'il y avait renoncé. Je l'espérais même, non pour moi, mais pour lui, car je regrette sincèrement qu'un homme dont j'honore le caractère, et qui, par son âge, commande le respect, m'ait mis dans la pénible nécessité de démontrer que ses assertions me concernant, sont, pour la plupart, d'une complète inexactitude.

C'est là, je l'avouerai, un incident que je déplore profondément; mais, puisqu'il le faut, puisque M. Arnozan m'y oblige, je vais lui administrer la preuve que s'il y a quelqu'un de mal renseigné dans cette conjoncture, c'est lui qui, tout attaché qu'il est à notre prison cellulaire, paraît ignorer les principales circonstances qui se rattachent aux détenus dont j'ai parlé dans mon article du 29 novembre dernier.

Pour procéder avec méthode, je m'occuperai d'abord des individus qui sont devenus fous ou idiots dans le pénitencier de notre ville; je passerai ensuite au suicide et aux tentatives de suicide qui ont eu lieu dans cet établissement.

CAS DE FOLIE ET D'IDIOTISME.

Nº 1. Le premier de ces cas est relatif au nommé Thomas (Jean-Marie).

[1] Cette réponse a trait à une lettre que M. Arnozan a fait insérer dans *la Guienne* du 5 février 1845.

M. Arnozan s'est borné à dire, au sujet de ce jeune homme : « qu'il a été mis en liberté, le 6 mars dernier, vu son état d'idiotisme, au moment où il commit le crime dont il était accusé. » Mais, quelle que soit la certitude que semble exprimer cette phrase laconique, je ne crains pas d'avancer que le détenu dont il s'agit ici n'était pas idiot lorsqu'il entra à la prison.

Thomas (Jean-Marie) fut écroué le 19 août 1843. Il jouissait à cette époque de toute l'intégrité de son esprit ; mais sous l'influence de l'encellulement, son intelligence s'affaiblit peu à peu, et au point qu'il finit par tomber dans un état complet d'idiotisme. C'est pour cela qu'il fut relaxé, le 6 mars 1844, après six mois de prévention.

Que si l'on me demande maintenant d'où me viennent ces détails, je répliquerai que les dates de l'entrée et de la sortie du détenu sont consignées sur les registres de la prison, et que, pour le reste, je le tiens de personnes très-honorables, qui, pendant la captivité de Thomas (Jean-Marie), ont été on ne peut mieux placées pour le voir chaque jour, et plusieurs fois par jour [1]. La meilleure preuve, d'ailleurs, qu'il n'était pas idiot quand

---

[1] Je ne désignai pas dans le temps ces personnes, parce qu'elles m'avaient exprimé le désir que leurs noms ne parussent pas dans les journaux ; mais aujourd'hui, que je ne suis pas tenu à la même réserve, je dirai que c'étaient : le concierge de la prison, que M. Christophe destitua lors de son dernier voyage à Bordeaux, et les sœurs de Saint-Vincent de Paule, qui, depuis plus de vingt ans, étaient chargées du soin des détenus.

Ces bonnes sœurs, séduites tout d'abord par l'ordre, la propreté, la discipline, le silence qui règnent dans les prisons cellulaires, disaient naïvement, quelques jours après l'ouverture du pénitencier, que c'était le paradis après l'enfer ; mais au fur et à mesure qu'elles purent apprécier les résultats de l'isolement, leur opinion se modifia

il fut arrêté, c'est qu'il a subi six mois de prévention. On a beau dire et beau faire, je ne croirai jamais que notre parquet, dont on connaît la vigilance, les hautes lumières et surtout l'esprit de justice et de charité, eût pu, pendant six mois, tenir en cellule un homme qui aurait été reconnu idiot au moment de son incarcération.

N° 2. Si le fait relatif à Thomas (Jean-Marie) manque de détails et laisse à désirer sur plusieurs points dans la lettre de M. Arnozan, celui qui concerne Pierre Bernard y est plus défectueux encore. Toutes les dates, par exemple, moins une, y sont inexactes. Bernard, en effet, n'entra pas à la prison le 20 octobre, mais le 22 août 1843 ; il ne fut pas envoyé à l'hôpital le 6 novembre, mais le 19 octobre ; il ne fut pas réintégré au pénitencier le 25 novembre, mais le 8, etc., etc.

On se figurera peut-être que j'exagère : il n'en est rien. Toutes ces inexactitudes se trouvent bien réellement dans la lettre de mon honorable contradicteur, et quoique personne ne soit plus que moi convaincu de sa bonne foi, je suis encore à m'expliquer comment il a pu les commettre.

Voici, du reste, l'histoire de Pierre Bernard, telle qu'elle résulte 1° de la minute de son jugement ; 2° des registres de la prison ; 3° de la lettre que M. le préfet et

et devint même diamétralement opposée. C'est ce qui fit qu'on changea de manière de voir et d'agir les concernant.

Dans le principe, on se plaisait à invoquer leur témoignage ; plus tard, on passa de l'éloge à la froideur, et, en définitive, on saisit le prétexte de leur refus de coucher au pénitencier pour les remplacer par les sœurs de l'ordre Marie-Joseph, qui est d'une création toute récente et qui a eu pour fondateur, assure-t-on, l'un des inspecteurs généraux de nos prisons.

la commission de surveillance écrivirent au ministre de l'intérieur, et qui fut lue à la Chambre des députés le 24 avril 1844 ; 4° de l'observation manuscrite et signée de M. le docteur Pereyra, dans le service duquel Bernard était placé à l'hôpital Saint-André.

Le nommé Pierre Bernard fut déposé, le 22 août 1843, à la prison, sous la prévention de mendicité ; le 20 septembre suivant, il fut condamné à trois mois d'emprisonnement. Après sa condamnation, cet homme, qui était devenu déjà sombre et taciturne, commença à garder un silence à peu près absolu ; puis des signes plus positifs d'aliénation mentale se déclarèrent, et, le 19 octobre, on le porta à l'hôpital Saint-André, dans un état complet de folie.

Les soins qui lui furent administrés dans cet établissement ne tardèrent pas à faire disparaître les symptômes de surexcitation du cerveau qu'il présentait ; toutefois, sa tristesse et sa taciturnité persistèrent : il gardait un silence à peu près absolu, quand le médecin signa son billet de sortie.

Réintégré le 8 novembre à la prison, on le trouva le lendemain baigné dans son sang. Il avait déchiré pendant la nuit la cicatrice d'une saignée qui lui avait été pratiquée à la temporale quelques jours auparavant. Cet accident nécessita sa rentrée à l'hôpital, où il mourut, le 5 décembre suivant, d'un érysipèle de la face, survenu à la suite de la blessure qu'il s'était faite.

Il y a loin, sans doute, de ces détails à ceux que M. Arnozan a publiés sur le même sujet. Mais j'ai indiqué les sources où j'ai puisé ; les documents dont je m'étaie sont positifs, irrécusables ; je puis hardiment défier qui que ce soit de contredire un point quelconque de l'histoire que j'ai tracée de Pierre Bernard.

Comme ce cas de folie est le premier qui se soit manifesté dans notre pénitencier, qu'il a été l'objet d'une vive polémique, et que le ministre de l'intérieur lui-même en a entretenu la chambre des députés, il n'est pas mal qu'on sache que tant qu'il ne fut que vaguement connu, les partisans du système pensylvanien n'eurent pas l'air d'en avoir entendu parler. Lorsque le bruit s'en répandit en ville et qu'on ne put plus se dispenser de l'avouer, on allégua que Bernard n'était pas fou et qu'il n'avait qu'une simple congestion cérébrale. Plus tard, et après avoir, pendant deux mois, implicitement admis qu'il devait sa maladie à l'isolement, on ne craignit pas d'avancer qu'il n'avait pas été encellulé. Aujourd'hui, on reconnaît qu'il a été tenu en cellule depuis le 22 août 1845 jusqu'au 19 octobre suivant; mais on soutient, d'une part, que la folie qui se manifesta chez lui à cette époque, fut occasionnée par la visite de sa femme qui était venue le voir la veille ou l'avant-veille; de l'autre, qu'à son retour à la prison on le mit à la grande tour, avec dix-huit ou vingt détenus qui y étaient déjà, et, que, par conséquent, sa tentative de suicide ne doit pas être rapportée à la réclusion individuelle.

Ces dénégations, ces réticences, ces assertions avancées, puis retirées, puis reproduites encore, cette manière de procéder, en un mot, pourraient à la rigueur n'être pas très-favorablement interprétées. Néanmoins je me bornerai à faire observer, relativement à la visite de la femme du détenu, que ce ne fut là qu'une coïncidence ou tout au plus une cause d'exaspération. Bernard était incontestablement fou avant cette visite; ce qui le prouve, c'est sa tristesse, sa taciturnité, son refus absolu de parler. Pour ce qui est de son incarcération dans la grande tour, lors de sa sortie de l'hôpital, elle peut être vraie, mais elle ne s'accorde pas du tout avec la version des employés de la prison qui le rapportèrent à l'Hôtel-Dieu. Ces employés, en effet, dirent « qu'aussitôt que, après sa sortie de l'hôpital, *on l'eut réintégré dans sa cellule*, il avait cherché à se donner la mort, et que c'était par suite de ses tentatives dans ce but qu'il s'était mis dans l'état où il se trouvait actuellement. »

Quand il n'en serait pas ainsi, d'ailleurs, cela n'empêcherait pas que sa tentative de suicide ne dût être attribuée à la solitude, car, outre que Bernard n'avait pas recouvré le libre usage de ses facultés intellectuelles lorsqu'il rentra au pénitencier, sa folie s'était développée au mois d'octobre, ou, en d'autres termes, pendant qu'il était en cellule.

Si nous récapitulons actuellement tout ce que je viens de dire au sujet de Pierre Bernard, nous verrons qu'il en résulte :

1° Que cet homme jouissait de toute la plénitude de sa raison à l'époque où son affaire fut instruite et jugée, c'est-à-dire depuis le 22 août jusqu'au 20 septembre, car il n'est pas possible de supposer que le juge d'instruction et le tribunal ne se fussent pas aperçus de sa folie : or, on ne condamne pas les fous, on les envoie dans une maison d'aliénés;

2° Que ce n'est que du 20 septembre au 19 octobre que la folie s'est manifestée chez lui, et que, par conséquent, elle doit être regardée comme provenant immédiatement de l'encellulement.

N° 5. Joseph Roquet n'entra pas à la prison le 11 mai 1844, comme l'affirme M. Arnozan, mais le 6 mars. Il ne passa pas seulement une nuit en cellule, mais vingt-quatre jours ; il ne fut pas à l'hôpital le 12 ou le 13 mai, mais le 50 mars : j'ai eu occasion de l'y voir deux ou trois fois.

J'ajouterai que cet individu n'était pas fou à l'époque de son arrestation. Je pourrais m'étayer à ce sujet du témoignage des personnes honorables dont j'ai parlé plus haut ; mais je préfère m'en tenir à une autorité que M. Arnozan ne répudiera pas probablement, attendu qu'il s'agit de M. le médecin-adjoint du pénitencier.

Ce médecin, en effet, s'exprimait en ces termes sur le compte de Roquet, dans *la Guienne* du 20 avril 1844 : « M. B... mentionne enfin un cas de folie survenu chez un détenu après quelque temps de cellule. *Le fait est vrai,* etc. »

Il ne s'agissait pas alors, on le voit, de divagations et de folie au moment de l'entrée du prisonnier ; on reconnaissait que Roquet ne devait son dérangement mental qu'à la solitude. Or, je ne crains pas d'avancer que si l'on avait pu, à cette époque, exciper d'une altération de l'intelligence antérieure à l'arrestation du détenu, on n'y aurait pas manqué. Si on ne l'a pas fait, c'est qu'on ne le pouvait pas. Ce cas de folie doit donc encore être rapporté à l'encellulement.

N°ˢ 4, 5 et 6. Jean-Baptiste Gauthier, Bernard Beaucard et Roturier ont été envoyés à Cadillac par ordre de M. le préfet. Pourquoi a-t-on pris cette mesure à leur égard ? parce qu'ils étaient fous. Mais ces détenus,

dit-on, étaient abrutis par le séjour des prisons et l'u-
sage des spiritueux ; ils déraisonnaient quand on les a
amenés au pénitencier. Eh bien ! moi, je soutiens que
cela n'est pas possible ; car, encore un coup, les tribu-
naux se seraient aperçus de leur folie, et ne les auraient
pas condamnés, l'un à treize mois de prison, l'autre à
cinq ans de réclusion, etc.

On prétend, il est vrai, aujourd'hui, que Gauthier
n'a pas été encellulé ; cela est possible. Je dois dire cependant qu'on m'a positivement affirmé le contraire.
En tous cas, cela ne ferait rien pour Beaucard et Roturier, dont le dérangement mental n'en devrait pas
moins continuer à être mis sur le compte de la réclusion solitaire.

N° 7. Marie Vincent, entrée le 8 avril 1844, et condamnée à trois mois d'emprisonnement, n'a pas seulement été traitée dans sa cellule, ainsi que le dit M. Arnozan ; elle fut envoyée à l'hôpital le 19 juin dernier :
j'ai eu occasion de l'y voir et de lui parler.

Nous savions déjà depuis quelque temps « que cette
femme avait été notée par le médecin de la prison
comme atteinte d'une affection spéciale qui lui occa-
sionnait des accès intermittents de fureur [1]. » On nous
apprend maintenant que cette affection était l'hystérie ;
mais il paraît qu'il y avait doute sur le diagnostic, puisqu'*on avait adressé un rapport à M. le préfet pour
obtenir l'admission de Marie Vincent à l'hospice des
aliénés.* J'ajouterai que la conversation que j'eus avec
cette femme, lorsqu'elle était à l'hôpital, et les renseignements que me fournirent la sœur et l'élève qui la

---

[1] Voyez l'article que M. le médecin-adjoint du pénitencier publia
dans *la Guienne* du 21 septembre dernier, sous l'initiale Z....

soignaient, me permettent d'avancer qu'on aurait été infailliblement obligé de la conduire à Cadillac, si l'époque de sa mise en liberté n'était pas arrivée.

Marie Vincent, dit-on, a été incarcérée de nouveau, et n'a offert depuis sa rentrée en cellule aucun signe d'aliénation mentale. Si cela est, j'en suis charmé pour elle; mais, outre que je crains que son état actuel ne soit que momentané et ne préjuge rien pour l'avenir, je soutiens que, vers la fin de sa première détention, elle n'était en réalité qu'une folle qu'on aurait dû transférer dans un hospice d'aliénés, au lieu de la garder dans sa cellule, d'où elle troublait périodiquement tout le pénitencier par ses cris et ses vociférations.

N° 8. Pierre Lutard n'était pas privé de sa raison quand il arriva au pénitencier. C'est dans sa cellule, et non ailleurs, que son intelligence a perdu de son activité et s'est notablement altérée. Les personnes dont je m'étaie, et qui l'ont vu chaque jour pendant sa captivité, m'ont donné l'assurance qu'il jouissait de toutes ses facultés à l'époque de son entrée, et que ce ne fut que par suite de l'encellulement qu'il tomba dans un état complet d'idiotisme. Lutard est par conséquent encore une victime de la réclusion individuelle.

N° 9. Je n'ai pas dit que Jean Géral fût positivement fou, mais qu'il commençait à présenter des signes d'aliénation mentale lorsqu'on l'envoya à l'hôpital. Ses yeux, ses traits, ses paroles, tout annonçait chez lui le développement imminent de la folie. Les soins éclairés qu'on lui administra ne tardèrent pas à rétablir le calme dans son esprit; il ne lui resta plus, au bout de quelques jours, que la crainte de rechuter à sa rentrée en cellule, et cela aurait eu lieu probablement, s'il n'avait pas obtenu d'aller purger le restant de sa peine à Angoulême.

N° 1. L'histoire de Catherine Irlande n'est pas telle que M. Arnozan l'a tracée. Cette femme n'entra pas sur-le-champ au pénitencier : elle fut mise d'abord dans la prison municipale; c'est ce qui résulte de la lettre que M. le procureur général écrivit au ministre de l'intérieur, et qui fut lue par M. de Tocqueville à la Chambre des députés, le 10 mai 1844.

Il est dit dans cette lettre que Catherine avait laissé percer le dessein de mettre fin à ses jours pendant qu'elle était dans la prison de la commune. Ce qu'il y a de certain, c'est qu'elle n'a pas cherché à se suicider tant qu'elle a été en communication avec d'autres prisonniers, et qu'elle s'est tuée aussitôt qu'elle s'est trouvée seule dans une cellule. On a beau torturer ce fait et lui chercher une cause étrangère à la solitude, tout ce qu'il est possible d'en conclure, raisonnablement du moins, c'est que les personnes dont l'esprit est faible, facile à s'exalter, et qui se voient renfermées entre quatre murailles, au milieu d'un isolement absolu, dans une solitude si profonde qu'on dirait presque celle du tombeau, peuvent être prises rapidement d'un délire qui les porte à se donner la mort.

N° 2. L'accusé Brousse, dit-on encore dans cette lettre, « était fou lors de la perpétration du crime dont il s'est rendu coupable. Ses parents et tous ceux qui l'ont connu le considèrent comme une espèce d'idiot, et le jury, conformément à nos conclusions, l'a acquitté. »

Je puis parler assez pertinemment de ce jeune homme,

car il a suivi mon cours pendant deux ans à l'école de
médecine de Bordeaux ; j'ai eu même occasion de lui
donner quelques avis pour une gastro-entérite chroni-
que dont il était atteint, et qui l'avait rendu triste, mé-
lancolique, hypocondriaque. Brousse n'était pas un de
nos élèves les plus distingués, mais il avait retiré assez
de profit de ses études pour pouvoir être reçu officier de
santé et aller exercer l'art de guérir dans une campagne.

Rien dans tout cela n'annonce la folie. Brousse, il
est vrai, a eu le temps depuis lors de perdre la raison.
Je ne doute même pas que son crime n'ait été dû à une
aberration de l'intelligence. Néanmoins la thèse opposée
ne serait pas impossible à soutenir ; il y aurait surtout
d'assez bonnes raisons de penser que l'aliénation mentale ne s'est développée dans ce cas qu'après la mise en
cellule du prisonnier. Mais, outre que le respect dû à
la chose jugée m'interdit de pareilles investigations, il
me suffira, pour le besoin de ma cause, de faire observer que Brousse n'avait jamais attenté à ses jours
avant son arrestation ; qu'il supporta la solitude avec
résignation pendant trois mois ; que ce ne fut qu'en
apprenant que son affaire avait été renvoyée aux prochaines assises qu'il se livra au plus violent désespoir
et chercha à se détruire ; que, depuis son acquittement,
il ne paraît ni dégoûté de la vie, ni désireux de l'abréger, et, partant, qu'il y a lieu de penser que sa tentative
de suicide ne fut que le résultat de son encellulement [1].

---

[1] Ce qui ne permet guère, au surplus, de douter que le trouble
intellectuel qui le porta au suicide ne fût dû à l'isolement, c'est
que ce jeune homme recouvra toute sa raison immédiatement après
qu'il eut été acquitté et relaxé. Il fut s'établir quelque temps après
à Paillé, petit village du département de la Gironde, et il y exerce

N° 3. D'après M. Arnozan, la femme Jean Marie n'aurait pas voulu sérieusement se donner la mort, parce
que le cordon dont elle se servit se composait de quelques fils de laine. La vérité est que si on ne lui avait pas
porté de prompts secours elle aurait infailliblement péri.

On a prétendu aussi que dès le moment que cette
femme avait la faculté de voir son enfant, sa tentative
de suicide ne devait pas être attribuée à la solitude. Mais
d'abord son enfant ne la visitait que de loin en loin ;
ensuite il est très-possible qu'on eût mal choisi le moyen
de la distraire et de la consoler. Pour mon compte, il
ne me répugnerait nullement d'admettre que la vue de
son enfant augmentait chez elle le regret du foyer do-
mestique et l'horreur que lui inspirait la cellule.

N° 4. Quant à David, M. Arnozan reconnaît qu'il a
eu l'intention de se tuer, mais elle ne lui serait venue
que par suite du chagrin qu'il ressentait de la mort de
sa femme. Il en est de cette assertion comme de celle
de M. le médecin-adjoint du pénitencier, qui, au
mois de septembre dernier [1], affirmait que David aimait
mieux rester en cellule que d'être confondu avec les
prisonniers de la grande tour.

La première s'évanouit devant ce fait incontestable,
qu'aussitôt qu'on eut permis à David de vaguer librement dans les préaux, il devint plus calme et ne chercha plus à se suicider.

la médecine. Je l'ai vu plusieurs fois ; il n'y a pas même très-long-
temps que je le rencontrai dans un omnibus. M. Arnozan y était
également, et il peut se convaincre que depuis qu'il n'était plus en
cellule, Brousse n'avait pas cessé un seul instant de jouir de la lucidité complète de son esprit.

[1] Voyez l'article que M. le médecin-adjoint du pénitencier publia,
sous l'initiale Z...., dans *la Guienne* du 21 septembre 1844.

Pour ce qui est de la seconde, il me suffira de dire que je tiens de la personne qui s'aperçut la première du danger que courait David, et qui contribua le plus à le rappeler à la vie, que lorsqu'il eut repris ses sens, ce détenu s'exhala en plaintes amères sur les rigueurs de l'isolement, et sur l'injustice qu'il y avait de le soumettre à une si horrible torture pour le délit minime qu'il avait commis. On essaya de le calmer, de le consoler ; on fut même, dans ce but, jusqu'à lui assurer qu'il valait mieux pour lui être dans une cellule que de se trouver renfermé dans la grande tour avec des bandits qui pourraient achever de le corrompre (*risum teneatis, amici*); tout fut inutile : il continua à se lamenter, à déblatérer contre l'encellulement, et il le ferait vraisemblablement encore, si l'époque de sa libération n'était pas arrivée.

Les détails dans lesquels je viens d'entrer sur les faits mentionnés dans mon article du 29 novembre 1844, prouvent évidemment, si je ne me trompe, que je n'ai rien avancé, les concernant, qui ne soit de la plus scrupuleuse exactitude. Je suis donc en droit de persister à soutenir qu'il y a eu dans la prison départementale de la Gironde, depuis l'époque de son ouverture jusqu'au 1re septembre 1844 :

6 cas de folie ;

2 cas d'idiotisme ;

4 cas de suicide ou de tentatives de suicide, auxquels nous ajouterons un nouveau cas qui a eu lieu le 3 novembre suivant.

C'est le moment maintenant de faire observer à M. Arnozan que si je n'ai pas été voir au pénitencier les détenus dont j'ai parlé et qui sont devenus fous, c'est, pour les uns, parce qu'on les avait envoyés à l'hôpital immédiatement après le développement de leur maladie ; pour les autres, parce que je n'ai eu connaissance de leur état mental qu'au mois de septembre, c'est-à-dire à une époque où ceux qui n'avaient pas fini de payer leur peine avaient été transférés à Cadillac. Quant aux prisonniers qui ont voulu se tuer, leurs actes même de désespoir indiquaient surabondamment la situation morale où ils se trouvaient. C'étaient des faits à constater ; les journaux suffisaient pour cela.

Il est bon de rappeler, d'ailleurs, qu'il est on ne peut plus facile de dérober aux yeux les plus clairvoyants ce qui se passe dans un pénitencier, et qu'en général on n'y voit que ce qu'on veut y laisser voir. Qu'on y réfléchisse bien : ce n'est qu'au bout de quinze ans qu'on est parvenu à être instruit des punitions bizarres ou cruelles, atroces ou hors de la nature, qu'on infligeait aux détenus de la prison de Philadelphie. Il a fallu tout le courage, toute la persistance de M. le marquis de Larochefoucauld-Liancourt, pour acquérir la connaissance des mauvais traitements, des véritables supplices auxquels ont été soumis des prisonniers, soit au Mont-Saint-Michel, soit dans d'autres maisons de détention [1] ; pour ce qui est enfin de notre prison cellulaire, nous ignorerions probablement encore ce qui est relatif aux trois quarts des cas que j'ai publiés, si des mutations inopportunes, et qu'on regrette peut-être d'avoir faites, ne nous avaient fourni les moyens d'être parfaitement renseignés sur les résultats du système de l'isolement à Bordeaux.

Mais, puisque nous sommes sur ces résultats, j'ajouterai que si les cas de folie et de suicide dont il vient d'être question en donnent une triste idée, les dérange-

[1] Voyez les discours que M. le marquis de Larochefoucauld-Liancourt a prononcés à la Chambre des députés, le 23 et le 30 avril 1841.

ments physiques que l'encellulement a produits dans notre pénitencier, ne sont guère propres à en diminuer la gravité. Depuis le 1er août 1843 jusqu'au 31 août 1844, 181 détenus ont été envoyés à l'hôpital et 4 y sont morts. Or, comme le mouvement de la prison doit être de 8 ou 900 détenus par an, il en résulte que les malades y ont été, l'année dernière, dans la proportion de 1 sur 4 ou sur 5.

L'état sanitaire de cet établissement est donc loin d'être satisfaisant, comme le prétend M. Arnozan. Il paraîtrait plus fâcheux encore, si l'on réunissait aux prisonniers qui ont été envoyés à l'Hôtel-Dieu, ceux qui, atteints d'affections légères, ont été traités dans leurs cellules. Les maladies légères, en effet, étant pour l'ordinaire aussi nombreuses, pour ne pas dire davantage, que les maladies sérieuses, il est clair que ce ne serait plus 181 malades, mais 362 qu'il y aurait eus à notre pénitencier dans l'espace d'une année : soit un malade sur deux détenus.

Ceci, au surplus, n'aurait rien qui dût à la rigueur nous surprendre, car il en a été absolument ainsi à Cherry-Hill en 1839 et en 1844.

Telle est la réponse que je crois devoir adresser à M. Arnozan. Il ne me reste plus à présent qu'à lui témoigner de nouveau le profond regret que j'éprouve qu'il m'ait mis dans la pénible nécessité d'engager cette polémique avec lui; mais s'il réfléchit à la teneur de sa lettre, il verra qu'elle ne tend à rien moins qu'à établir que les faits dont j'ai parlé dans mon article du 29 novembre 1844, sont ou tronqués, ou dénaturés, ou mal interprétés. Je ne pouvais, en conscience, demeurer sous le poids d'une pareille accusation.

RÉPONSE DE M. BONNET A M. SARRAMÉA,

Médecin adjoint de la prison départementale de la Gironde.

Le *Mémorial* du 19 février 1845 contient un article sur les prisons cellulaires, où je ne suis pas désigné nominativement, mais qui est bien à mon adresse, car il fourmille d'allusions et de citations qui ne permettent pas de se méprendre sur la personne qui en est l'objet.

Cet article n'est, à deux ou trois paragraphes près, que la reproduction textuelle, ou peu s'en faut, d'un petit opuscule que j'ai réfuté phrase par phrase, quatre fois, et que M. Sarraméa a publié, d'abord dans le *Courrier de la Gironde* (du 15 février 1844), puis dans le *Recueil des travaux de la Société de médecine de Bordeaux* (numéro de mars 1844), puis dans *la Guienne,* le 20 avril et le 21 septembre 1844.

On ne sera donc pas étonné qu'il me répugne de l'envisager de nouveau dans son ensemble, et d'en démontrer le peu de valeur. Il est, à mon avis, des limites en polémique qu'on ne doit pas dépasser, et si je fais cette cinquième et dernière réponse à M. Sarraméa, ce n'est uniquement que pour insister sur quelques points de son article qui ne se trouvent pas dans ses précédentes élucubrations.

Je suis bien aise qu'on sache, par exemple, que la lettre que M. Arnozan a tout récemment insérée dans *la Guienne,* et dont M. Sarraméa parle comme si elle était restée sans réponse, a été, au contraire, réfutée d'une manière si péremptoire, que son auteur n'a pas répliqué.

Il m'importe également de ne pas laisser ignorer que je maintiens pour vrai ce que j'ai avancé relativement à l'état sanitaire de notre pénitencier, c'est-à-dire que, depuis le 1er août 1843 jusqu'au 1er septembre 1844, 181 détenus ont été envoyés à l'hôpital Saint-André, et que, comme le mouvement de la prison est de 8 à 900 individus par an, les malades y ont été, pendant les premiers douze mois de son existence, dans la proportion de 1 sur 4 ou 5.

Tout cela est inattaquable ; car, outre que le mouvement annuel du pénitencier est connu, le chiffre de 181 sur lequel je table a été tiré des registres mêmes de l'hôpital.

C'est sur ces registres, qui sont les seuls documents positifs dans l'espèce, que je me suis fondé. Pour que M. Sarraméa ne puisse pas le révoquer en doute, je lui dirai que s'ils portent, comme il se plaît tant à le faire remarquer, qu'il y a eu en 1840 506 malades, et en 1841 278, ils constatent par contre, pour 1842, 180 malades, et pour 1843 165. Les chiffres de ces deux dernières années, on le voit, sont infiniment moindres que ceux des années précédentes, et prouvent qu'il s'était opéré une amélioration notable dans l'état sanitaire de l'ancienne prison. M. Sarraméa n'a pas jugé à propos de parler de ces chiffres ; selon moi il a eu tort : d'abord, parce qu'ils sont plus satisfaisants que celui qu'a fourni le pénitencier dans le même espace de temps ; ensuite, parce qu'on ne manquera pas de supposer que s'il a gardé le silence les concernant, c'était pour taire un fait défavorable à son opinion.

Quand il ne devrait pas en être ainsi du reste, cela n'en prêterait pas moins sérieusement à réfléchir ; et peut-être pensera-t-on qu'il y a quelque raison de demander à M. Sarraméa s'il a vu réellement le rapport qui, d'après lui, aurait été adressé à M. le préfet de la Gironde, le 10 avril 1855, et qui atteste qu'il y avait à cette époque 5 cas de folie dans la prison. Les aliénations occasionnées par l'ancien système n'empêcheraient pas sans doute celles que le nouveau produit journellement de militer beaucoup contre lui. Mais enfin, puisque M. S....... excipe d'un rapport sur l'état sanitaire du fort du Hâ en 1855, il serait bien aimable de nous dire s'il est sûr de l'avoir vu. Pour mon compte, je serais d'autant plus curieux de le savoir, que M. le préfet, qui est censé avoir reçu ce rapport, en ignorait complètement l'existence au mois de septembre dernier. La preuve de cela, c'est qu'il s'exprimait en ces termes, dans le sein du conseil général, à l'occasion des cas de folie qui ont eu lieu dans notre pénitencier : « Nous n'avons malheureusement aucune observation » antérieure de cas semblables survenus dans les an- » ciennes prisons, il nous est impossible de compa- » rer [1]. »

J'ajouterai, relativement à ces cas de folie, que je ne me suis pas fondé, pour les attribuer à l'encellulement, sur des *on dit*, comme le prétend aujourd'hui M. Sarraméa, et cela bien qu'il se soit deux fois vainement efforcé de réfuter les faits et les raisonnements dont je m'étaie à ce sujet [2]. Je me suis si peu fondé sur des *on dit*, que mon opinion repose sur quatre ordres de preuves.

[1] Procès-verbaux des délibérations du conseil général de la Gironde, session de 1844.
[2] Voyez *la Guienne* du 20 avril et du 21 septembre 1844.

Le premier consiste dans des renseignements on ne peut plus positifs, qui m'ont été donnés par des personnes dignes de la plus grande confiance, et qui, jusqu'à la fin du mois d'août 1844, ont été mieux placés que M. Sarraméa pour savoir ce qui se passait au pénitencier.

Le second se compose de l'histoire de la maladie de Pierre Bernard, écrite et signée par le médecin qui l'a traité à l'hôpital, et des remarques que j'ai pu faire moi-même dans cet établissement sur les nommés Roquet, Marie Vincent, Jean Géral, etc.

Le troisième a été tiré de l'instruction et du jugement de l'affaire des détenus dont il s'agit ici. J'ai pensé que si ces individus avaient été reconnus fous au moment de leur entrée au pénitencier, le tribunal aurait, lui aussi, reconnu leur folie et ne les eût pas condamnés, l'un à trois mois d'emprisonnement, l'autre à treize mois de prison, l'autre à quatre ans de réclusion, etc.

Le quatrième enfin m'a été fourni par M. Sarraméa lui-même, qui est convenu par écrit, dans un journal, *coram populo,* en un mot : pour le nommé Roquet, qu'il avait perdu la raison après quelque temps d'encellulement [1] ; pour le nommé Pierre Bernard, que sa maladie ne s'était développée que par suite d'une visite que sa femme lui avait faite vers la mi-octobre [2], c'est-à-dire environ deux mois après sa mise en cellule.

S'il est, en conséquence, une question qui mérite

[1] M. Sarraméa s'exprime en ces termes, sur le compte de Roquet, dans *la Guienne* du 20 avril 1844 : « M. B...... mentionne enfin un » cas de folie survenu chez un détenu, après quelque temps de cel- » lule. *Le fait est vrai,* etc. »

[2] Voyez *la Guienne* du 21 septembre 1844.

d'être regardée comme résolue, c'est certainement celle des cas de folie qui se sont manifestés dans le péniten- cier de notre ville.

Le moment est venu maintenant de faire observer que M. Sarraméa ne pouvait avoir oublié, quand il a com- posé son article, ce qu'il fut contraint d'avouer ou d'ad- mettre, l'année dernière, au sujet de Roquet et de Ber- nard ; il le pouvait d'autant moins que j'en avais parlé dans ma réponse à M. Arnozan. Lors donc qu'il affirme dans son article que la folie de ces détenus avait été constatée *au moment même de leur écrou,* il émet une assertion qu'il sait n'être pas exacte.

Cette circonstance est grave sans doute, mais c'est précisément parce qu'elle est grave que j'ai dû la re- lever.

Ce n'est pas la première fois, au surplus, qu'on au- rait pu adresser à M. Sarraméa un reproche de ce genre. Il se souvient parfaitement, j'en suis sûr, que j'ai eu occasion de constater qu'il avait écrit et publié que la mortalité à la Roquette était de 5 ou 6 p. 100, alors que les rapports de M. Benjamin Delessert qu'il avait sous les yeux mentionnaient des chiffres plus élevés [1].

On pourrait également regarder comme entaché d'inexactitude volontaire, un paragraphe de l'article de

---

[1] M Sarraméa dit, en parlant du pénitencier de la Roquette, dans le *Courrier de la Gironde* du 15 février 1844 : « Ces chiffres, les voici ; » ils sont extraits d'un rapport sur la prison de la Roquette, à Paris. » Dans la vie commune, il y avait 10 à 11 p. 100; avec le système » cellulaire, il y a 5 ou 6 malades p. 100. » Eh bien, le rapport dont il s'agit ici et qui est celui de M. Benjamin Delessert, du 6 février 1843, porte textuellement que la mortalité a été, à la Roquette :

En 1840, de 40 enfants sur 455, soit 8,79 p. 100.
En 1841, de 48   *id.*   sur 450, soit 10,64 —
En 1842, de 37   *id.*   sur 438, soit 8,33 —

M. Sarraméa qui est ainsi conçu : « Quant à la décision
» prise par la Société royale de médecine de Bordeaux,
» on a prétendu qu'en couronnant deux mémoires phi-
» ladelphiens elle avait été complètement contraire au
» système. C'est là une de ces conséquences *rigoureuses*
» et *inattendues* qui n'ont pas besoin d'être rétor-
» quées. »

Ce paragraphe a évidemment pour but de donner à
entendre que la Société de médecine de Bordeaux, si
elle n'est pas pensylvanienne, penche au moins vers la
règle de ce nom. Eh bien ! cela n'est pas exact. M. Sarraméa a beau dire et beau faire, il est membre de cette
Société, il assiste à ses séances, il en rédige même les
procès-verbaux; il ne peut, partant, ignorer qu'elle ne
montre de préférence pour aucun système dans le pro-
gramme où elle rend compte de sa délibération au sujet
du concours de l'année 1845. Elle y déclare tout simplement que la question sur les systèmes pénitentiaires
n'a pas été résolue, et qu'en décernant des médailles à
des mémoires philadelphiens, elle ne veut que récom-
penser *des travaux utiles et de nobles efforts.*

Un point encore sur lequel j'éprouve le besoin d'insister, c'est le reproche que me fait M. Sarraméa de ne
pas aller au pénitencier pour y être témoin de l'ordre
qui y règne, et du bonheur dont jouissent les détenus
dans leurs cellules.

Déjà M. Arnozan m'avait adressé un pareil reproche,
et je lui avais répondu que si je n'ai pas été voir à
la prison les détenus dont j'ai parlé et qui sont devenus
fous, c'est, pour les uns, parce qu'on les avait envoyés à
l'hôpital immédiatement après le développement de leur
maladie, et que ce n'était que là que je pouvais réelle-

ment m'assurer de leur état; pour les autres, parce que je n'ai eu connaissance de leur dérangement mental qu'au mois de septembre, c'est-à-dire à une époque où ceux qui n'avaient pas fini de payer leur peine avaient été transférés à Cadillac.

Je dirai de plus à M. Sarraméa, qu'il est on ne peut plus facile de dérober aux yeux les plus clairvoyants ce qui se passe dans un pénitencier, et qu'en général on n'y voit que ce qu'on veut y laisser voir. Qu'on y réfléchisse bien, ce n'est qu'au bout de quinze ans qu'on est parvenu à être instruit des punitions bizarres ou cruelles, atroces ou hors de la nature, qu'on infligeait aux détenus dans la prison de Philadelphie. Il a fallu tout le courage, toute la persistance de M. le marquis de Larochefoucauld-Liancourt, pour acquérir la connaissance des mauvais traitements, des véritables supplices auxquels ont été soumis des prisonniers, soit au Mont-Saint-Michel, soit dans d'autres maisons de détention ; pour ce qui est enfin de notre prison cellulaire, la meilleure preuve qu'on peut y aller, même la fréquenter, sans savoir au juste ce qui s'y passe, c'est que parmi les personnes pieuses et charitables qui y vont habituellement porter aux détenus des consolations et de bons avis, il n'en est pas une qui se doutât qu'il y eût eu des cas de folie, quand j'en signalai six dans *la Guienne* du 5 septembre dernier. On ne voulut pas y croire d'abord; ce ne fut que lorsqu'on sut que M. le préfet, au lieu d'en nier purement et simplement l'existence, avait cherché à démontrer au conseil général qu'ils ne provenaient pas de la réclusion solitaire, qu'on commença à y ajouter foi. Il serait donc bien temps qu'on cessât d'insister sur un reproche qui ne diminue en rien l'importance des faits que j'ai publiés, et qu'on ne m'adresse que par l'impossibilité où l'on est de m'opposer quelque chose de grave et de sérieux.

J'en ai dit assez, si je ne me trompe, pour réduire à sa juste valeur la publication nouvelle de M. Sarraméa, et pour mettre à même d'apprécier l'impartialité qu'il apporte dans l'examen d'une question qui touche aux intérêts les plus chers de la société, et sur laquelle il serait si essentiel de n'avoir que des données positives.

C'est à lui maintenant de voir s'il ne ferait pas bien de se retirer d'une lutte qu'il a commencée sans y être provoqué, qu'il continue sans motifs plausibles, et qui, jusqu'ici, ne lui a procuré que des échecs.

Il ne m'est pas donné de prévoir le sort qui attend ma brochure ; mais si elle doit succomber, ce ne sera pas assurément sous le coup d'une élucubration où l'outrecuidance et l'inurbanité des expressions ne le cèdent qu'à la faiblesse des raisonnements et à l'inexactitude des assertions ou des faits.

Une cause n'est jamais mieux gagnée que lorsqu'elle est combattue de la sorte. Aussi, ne serai-je nullement étonné que les partisans du système pensylvanien, tout en tenant compte à M. Sarraméa de ses efforts et de son zèle, ne sentisse la nécessité de lui rappeler cet adage :

Rien n'est plus dangereux qu'un imprudent ami,
Mieux vaudrait un sage ennemi.

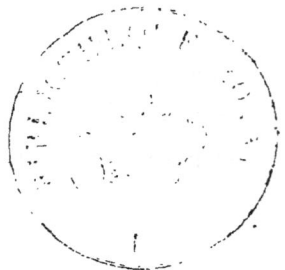

TABLE DES MATIÈRES.

PREMIÈRE PARTIE.

DE L'INFLUENCE QUE LES SYSTÈMES PÉNITENTIAIRES EXERCENT SUR LE PHYSIQUE ET LE MORAL DES PRISONNIERS.

DEUXIÈME PARTIE.

DES MODIFICATIONS QU'IL Y AURAIT A APPORTER AU RÉGIME ACTUEL DE NOS PRISONS.

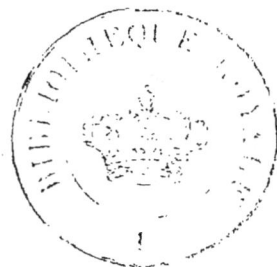

FIN.

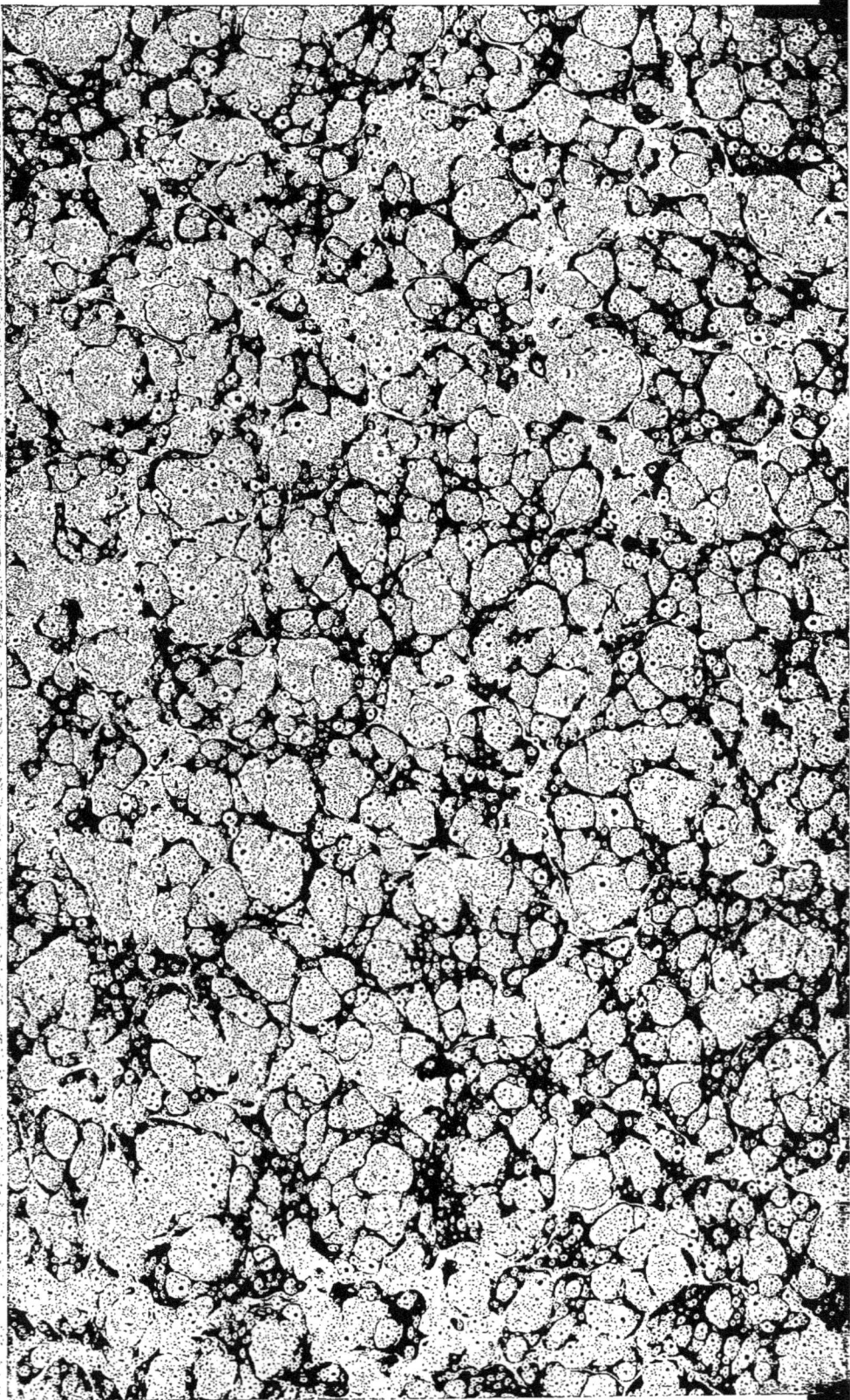

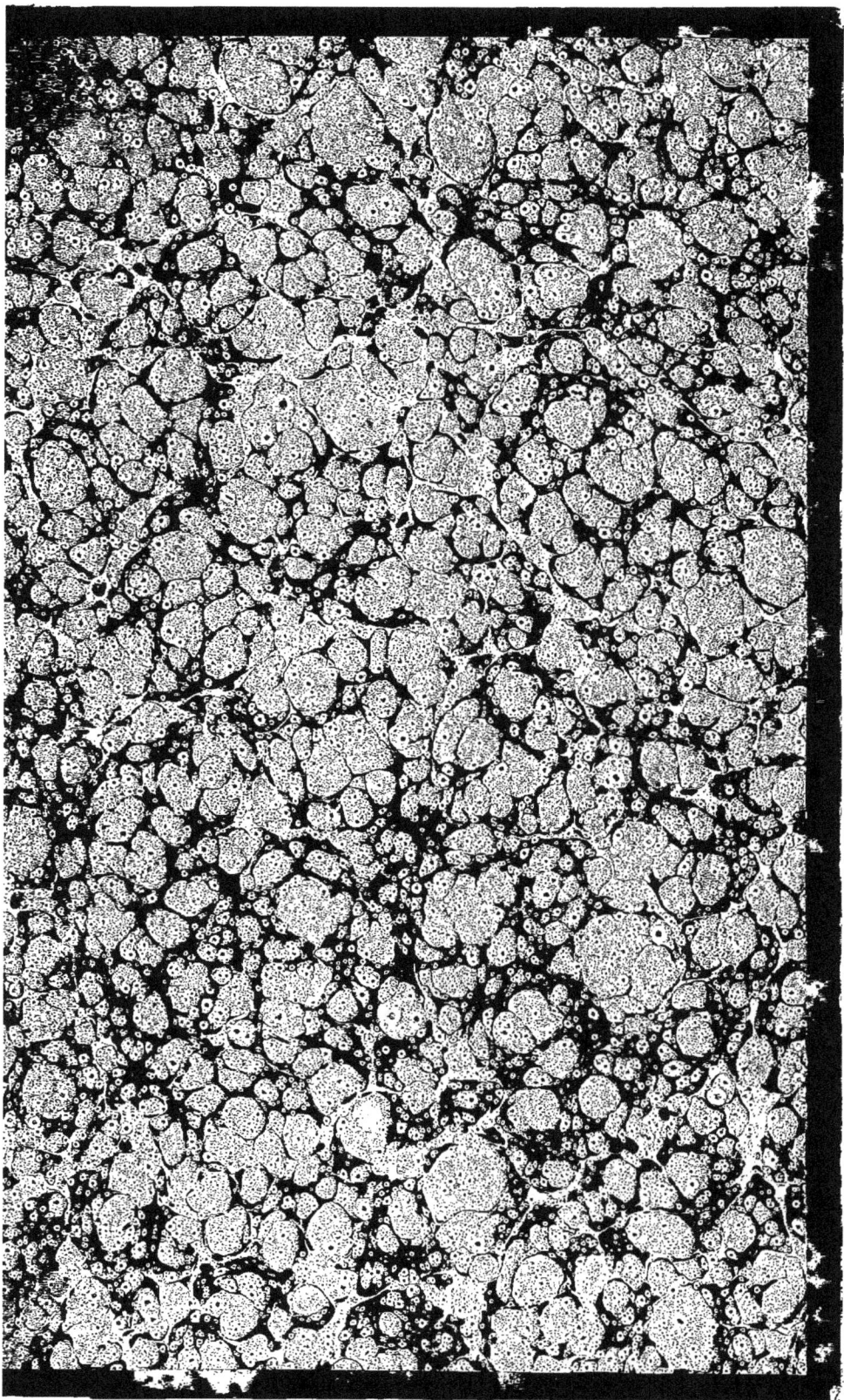